KB233151

심장이식 후의 삶

심장이식 후의 삶

김수진 著

KSi 한국학술정보㈜

책머리에

이 책은 간호학 박사논문을 단행본으로 재구성한 것이다. 국내에 심장이식 관련 연구가 많지 않음을 알고 수혜자 분들께 작은 도움이 될까 하여 시작한 연구가 이제 한권의 단행본으로 나오게 되어 기쁜 마음을 감출수가 없다.

1950년대 이후부터 발달하기 시작한 장기 이식은 고도로 발달된 외과적 수술기법과 면역억제제의 개발로 이미 선진 각국에서는 말기 환자에게 추천되는 이상적인 치료 방법의 하나로 정착되어 있다. 특히 심장이식은 현재 전세계적으로 매년 2,500명에서 3,000명 이상이 이식술을 받는 것으로 보고 되고 있다. 우리나라에서도 협심증과 심근경색의 급성기 치료가 향상되어 생존율이 높아지면서 허혈성 심부전 환자가 급속히 증가하고 있으며 이러한 말기 심부전 환자에게 심장이식은 확고한 치료방법으로 선택되면서 심장이식이 꾸준히 증가하고 있는 추세이다. 하지만 심장이식이 말기 심장질환 환자에게 최선의 치료로 자리 잡았다 할지라도 완전한 해결책이 되지 못하고 있다. 실제로 이식 후 수혜자들은 합병증, 거부 반응과 관련된 건강문제, 정서적 문제, 경제적 문제 등에 직면하게 되고 이러한 것은 이식 후 삶의 질에 영향을 미치게 된다. 최근 간호 현장에서의 간호 목표가 병원 중심, 환자 치료 중심에서 벗어나 개인과 삶의 질 증진이라는 적극적이고 능동

적인 개념으로 변화되어 감에 따라 대상자의 삶의 질에 대한 관심
이 높아지고 있다. 따라서 심장이식 후 수혜자의 삶의 질에 영향
을 미치는 요인을 파악하는 것은 이들의 삶의 질을 향상시킬 수
있는 간호중재 개발의 선행요건이라 할 수 있다.

이를 위해 이 책에서는 심장이식 후 수혜자가 현재의 생활에 만
족하면서 잘 적응하도록 하기 위해 삶의 질에 영향을 준다고 고려
되는 요인, 즉 일반적 요인의 성별, 연령, 경제 형편, 직업 상태,
이식 후 구직 어려움, 이식 전 유병 기간, 이식 후 경과 기간과
심리적 요인의 스트레스, 대처, 자기효능감, 우울, 심리사회적 적
응 그리고 사회적 요인의 건강전문인과의 관계, 주위 사람들의 도
움을 선택하여 심장이식 후 삶의 질에 어느 정도 영향을 미치는지
검증하였다.

마지막으로 이 한권의 책이 우리나라 심장이식 수혜자에 대한
이해를 돕고 그들의 삶의 질을 향상시킬 수 있는 다양한 간호중재
개발에 작은 밑거름이 될 수 있었으면 하는 바램이다.

무엇보다 많은 분량의 설문지였음에도 기꺼이 자료수집에 응해
주셨던 모든 심장이식 수혜자 분들께 깊이 감사드리며 늘 건강하
시길 진심으로 바란다.

2006년 6월

김 수 진

목   차

표 목차

그림 목차

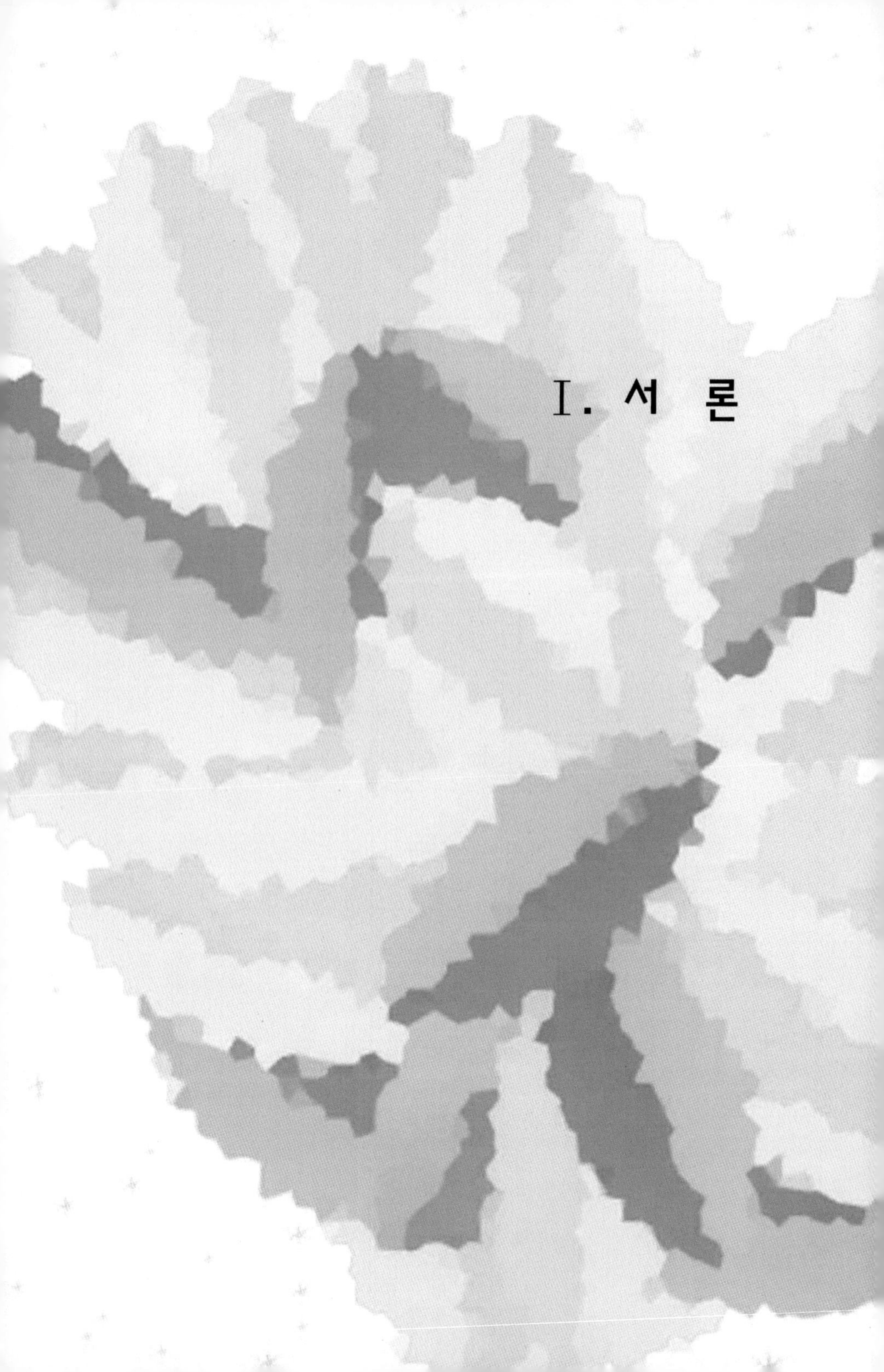

I. 서 론

I. 서 론

1. 연구의 필요성

과학과 의료 기술이 발전하면서 인간은 더 오래 살수 있게 되었다. 따라서 현대적인 건강의 개념은 질병이 없는 상태라는 좁은 의미에서 벗어나 결함이 있다 하더라도 그 상태에서 편안함과 풍요로움을 느낄 수 있는 상태, 즉 인생 과정에서 건강과 삶의 관계를 긍정적 상태로 의식할 수 있는 상태라는 총체적인 건강 개념을 갖게 되었다. 의학 분야에서도 전통적으로 생명의 보존과 수명의 연장에 역점을 두어왔던 이전의 의학적 가치관에서 차츰 수명의 연장 자체보다는 생의 의미와 대상자의 삶의 질에 대한 관심이 증대되고 있다(Freed, 1984).

심장이식은 1967년 첫 시술이 이루어진 이후 지난 30년 동안 눈부신 발전을 거듭해 왔으며, 지금은 말기 심장질환 환자를 위한 하나의 확립된 치료로 자리 잡게 되었다(Starnes & Scumway, 1987). 현재 전 세계적으로 해마다 약 2,500건에서 3,000건의 심장이식이 이루어지고 있으며 이식 후 1년, 5년 동안 생존율은 각각 81%, 69%로 높은 편이다(Grady, Jalowiec, Grusk, White-Williams & Robinson, 1992).

우리나라인 경우 1992년에 처음으로 심장이식이 시행된 이후 현재까지 전국적으로 약 160건의 심장이식이 이루어졌다. 그 대상자는 대부분 평균 생존이 2년 정도인 말기 심부전 환자였으며 1년, 5년 동안 생존율이 약 80%, 65%인 것으로 나타나고 있다. 그동안 뇌사인정에 관한 논란으로 인해 심장이식의 증가에 한계가 있었으나, 1999년 뇌사입법이 통과되어 사체 심장 공여가 늘어날 전망이어서 앞으로 심장이식은 더욱 증가될 것으로 보인다.

그러나 심장이식이 말기 심부전 환자의 생존율을 향상시키기는 하나(Walden 등, 1989) 더 이상 기능하지 않는 장기를 대체한다는 단순한 문제가 아니라 이식 후 수혜자는 이식술 자체나 면역억제제 투여로 인한 합병증, 거부 반응 등의 새로운 고통을 경험하게 된다(Jalowiec 등, 1997). 또한 새롭게 이식받은 심장이 기능을 잘할 것이라는 보장이 없으므로 일반적인 수술 후의 치유나 회복과는 다른 지속적인 추후 관리가 필요하다(Hershberger, 1997). 따라서 심장이식 후 수혜자들은 정상적으로 기능하는 새로운 심장을 가지고 퇴원하지만, 만성 질환을 가진 삶이 계속된다고 해도 과언이 아니다. 또한 수혜자들은 심장이식 후 장기 제공자의 어떤 특성까지 이식받는 것 같은 '심리적 이식'을 경험함으로써 심한 심리적 긴장에 직면하게 된다(Rodgers, 1984). 더구나 심장은 신체에서 하나뿐이므로 뇌사자에게서만 장기를 확보해야 하는 어려움이 있다. 그리고 심장이식 후 거부 반응으로 인해 심장이 소실될 경우 대안이 없다는 점에서 다른 장기이식과는 차이가 있다(Rogers, 1987). 이처럼 심장이식 후 신체적으로는 면역억제제 투여에 따른 부작용 등

의 건강 문제와(Lough, Lindsey, Shinn & Stotts, 1987) 심
리적으로는 거부반응에 대한 불안과 두려움, 우울 등의 정서
장애, 부정적인 신체상 등의 문제점이 발생한다(McAleer,
Copeland, Fuller & Copeland, 1985; Jones 등, 1988; Caine,
Sharples, English & Wallwork, 1990). 이외에 이식술과 추후관
리에 따른 비용 부담, 낮은 직업복귀율, 성기능 장애 등의 문제점
이 발생하고 가족 및 사회관계 등이 변화하게 되며, 이러한 문제점
과 변화는 심장이식 후 수혜자의 삶의 질에 영향을 미치게 된다
(Shapiro & Kornfeld, 1989).

삶의 질이란 인간의 삶에 있어 안녕과 복지의 정도를 표현하는
개념으로(Flanagan, 1982) 특히, 심장이식처럼 계속적인 자가 조
절과 추후 관리가 요구되는 이식 후 수혜자들의 건강관리를 위한
주된 목표이다(Grady, Jalowiec, Grusk, White-Williams &
Robinson, 1992). 그러나 실제로 심장이식 후 수혜자의 삶의 질
이 어떠하며 어떠한 요인들이 영향을 미치는지에 대한 구체적인
연구는 제대로 이루어지지 않았다.

지금까지 이루어진 심장이식 후 삶의 질에 관한 선행 연구는
신체 기능 및 합병증 등의 건강 상태와(Lough, Lindsey,
Shinn & Stotts, 1985) 이식 전·후의 우울과 불안(Dlessler, 1991;
Dew 등, 1996) 등의 정서장애 혹은 이식 후 스트레스와 그에 따른
대처(Kaba & Shanley, 1997), 배우자나 가족과의 관계나 지지 변화
(Buse & Piper, 1990) 등의 특정 개념이나 현상을 중심으로 해서

이식 후 삶의 질을 설명하고 있다는 제한점을 가지고 있다.

특히 국내의 경우 심장이식과 관련된 연구가 외국에 비해 상대적으로 적은 편으로, 심장 수혜 경험에 대한 질적 연구(이은숙, 1996)와 심장이식 후 건강 관련 삶의 질과 임상적 증후에 대한 연구(최영란, 1996) 그리고 생존율과 거부반응 등의 합병증 발생률 등의 조사 연구, 심장이식술 현황에 대한 연구 정도이다(송명근 등, 1993; 김재중 등, 1995; 대한이식학회 장기이식 등록위원회, 1999).

이러한 선행 연구를 통해서 지금까지의 부분적, 단편적 설명을 넘어 심장이식 후 삶의 질에 영향을 미치는 요인을 규명하고 이들 요인이 얼마만큼 영향을 미치는가에 관한 연구의 필요성이 대두되었다.

심장이식 후 삶의 질 예측 요인을 밝히는 것은 수혜자의 현재의 삶의 질을 파악하고 삶의 질 향상을 위한 방향 제시 및 목표 설정에 도움이 될 것이다. 아울러 심장이식 후 삶의 질에 영향을 미치는 변수들을 분석한 결과는 이식 후 삶의 질을 증진시키려는 수혜자나 의료진에게 특정한 예측 변수를 제시하게 되므로, 수혜자는 자신의 삶의 질을 증진시키기 위한 보다 나은 관리를 할 수 있게 되며 의료진은 실제적이고 효율적인 치료 및 간호중재를 제공하게 될 것이다.

따라서 본 연구는 심장이식 후 삶의 질에 영향을 미치는 요인을 규명하여 수혜자의 삶의 질에 대한 이해를 돕고 나아가 이식 후 삶의 질을 개선시키는 간호중재 개발에 도움을 주고자 한다.

2. 연구 목적

본 연구는 심장이식 후 삶의 질에 영향을 미치는 요인을 파악함으로써 수혜자의 삶의 질에 대한 이해를 돕고 아울러 심장이식 후 삶의 질을 향상시킬 수 있는 체계적이고 실제적인 간호중재 개발에 기여하고자 한다.

본 연구의 구체적인 목적은 다음과 같다.
첫째, 심장이식 후 수혜자의 삶의 질 정도를 파악한다.
둘째, 심장이식 후 삶의 질과 예측 변수들과의 상관관계를 파악한다.
셋째, 심장이식 후 삶의 질에 영향을 미치는 예측 변수들을 규명한다.

3. 용어 정의

1) 심장이식 수혜자

심장이식 수혜자란 말기 심장 질환으로 인해 심장이 정상적인 생리적 균형을 유지하기 어려워 심장을 이식받은 사람을 가리킨다. 본 연구에서는 말기 심장 질환으로 심장을 이식 받은 후 6개월 이상 되었고, 정규적으로 외래에서 추후 관리를 받고 있는 사람을 의미한다.

2) 스트레스

스트레스란 개인이 가진 자원의 한계를 초과하여 개인의 안녕을 위협한다고 평가되는 개인과 환경 간의 특정한 관계를 말한다(Lazarus & Folkman, 1984). 본 연구에서는 심장이식으로 인해 개인이 주관적으로 지각한 고통정도로, Heart Transplant Stressor Scale(Jalowiec, Grady & Grusk, 1988)를 수정한 도구로 측정한 점수이며 점수가 높을수록 심장이식 후 스트레스 정도가 높다.

3) 대 처

개인의 자원을 요구하거나 초과하는 것으로 평가되는 내적, 외적 요구를 다루어 가려는 지속적이고 역동적인 개인의 인지적, 행동적인 노력이며, 스트레스 상황을 통제 또는 변경시키거나 스트레스 상황에 수반되는 부정적인 정서를 경감시키려는 모든 유형의 개인적인 노력을 일컫는다(Folkman, Lazarus,

Gruen & Delongis, 1986). 본 연구에서는 Jalowiec Coping Scale를 주은진(1999)이 번역한 도구로 측정한 점수이며 점수가 높을수록 심장이식 후 대처를 잘하는 것을 의미한다.

4) 자기효능감

개인이 결과를 얻는데 필요한 행동을 성공적으로 수행할 수 있다는 신념을 의미한다(Bandura, 1982). 본 연구에서는 심장이식과 관련된 구체적인 자기효능감을 말하며 이지수의 도구(1997)를 수정하여 측정한 점수이며 점수가 높을수록 심장이식 수혜자의 자기효능감이 높다.

5) 우 울

자신에 대한 부정적인 인식의 결과로써 근심, 침울함, 실패감, 상실감, 무력감, 무가치함을 나타내는 정서적 장애를 말한다(Beck, 1967). 본 연구에서는 Zung(1965)의 우울척도를 이용하여 측정한 점수이며 점수가 높을수록 우울이 높다.

6) 심리사회적 적응

생존, 성장, 생산, 숙달(mastery)을 야기하는 환경에 대한 반응을 뜻한다(김인자, 1997). 본 연구에서는 김인자(1997)가 사용한 도구

를 수정하여 측정한 점수이며 점수가 높을수록 심장이식 후 심리사
회적으로 잘 적응하고 있다는 것을 의미한다.

7) 건강전문인과의 관계

의사결정 참여 정도와 라포 형성 정도를 말한다. 본 연구에서는
김인자(1997)가 개발한 도구로 측정한 점수를 말하며 점수가 높을
수록 심장이식 수혜자의 의사결정 참여 정도가 높고 건강전문인과
의 라포가 잘 형성된 것을 의미한다.

8) 주위 사람들의 도움

배우자, 가족, 친구, 이웃, 종교인 등에게서 받는 도움을 뜻한
다. 본 연구에서는 김인자(1997)가 개발한 도구로 측정한 점수이
며 점수가 높을수록 긍정적인 도움을 많이 받고 있음을 의미한다.

9) 삶의 질

삶의 질이란 개인이 일상생활을 통하여 느끼는 전반적인 삶에
대한 주관적 안녕감을 의미한다(Ferrance & Power, 1985). 본 연
구에서는 조현숙(1987)이 사용한 도구를 수정하여 측정한 점수이
며 점수가 높을수록 심장이식 후 삶의 질이 높다.

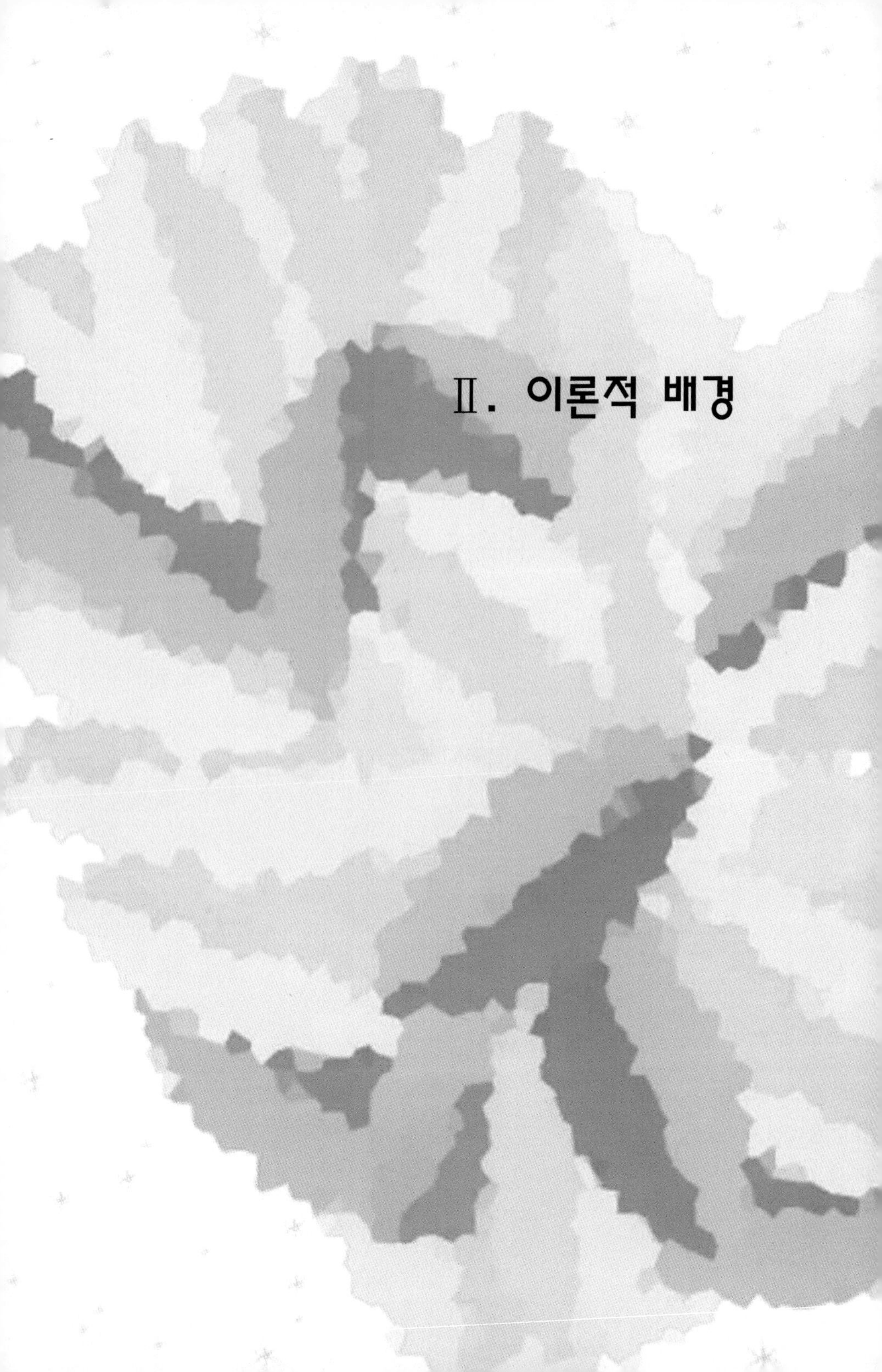

Ⅱ. 이론적 배경

Ⅱ. 이론적 배경

본 장에서는 연구의 개념틀을 구성하는 주요 변수들에 대하여 문헌을 고찰하고자 한다. 먼저 심장이식 후 삶의 질을 서술하고 난 다음 심장이식 후 삶의 질에 영향을 미치는 변수에 대해 고찰 하겠다.

1. 심장이식 후 삶의 질

인간은 살아가면서 항상 삶의 질과 양 문제에 봉착하게 되며, 삶의 양보다는 질이 인간의 행복을 더 좌우한다. 즉 삶의 질은 삶의 종합적 평가이며, 행복의 주·객관적인 변수로써 인간의 생활과 밀접한 관계를 가지고 변화하는 개념이다. 오늘날 삶의 질은 매일 매일의 일상뿐만 아니라 사회학, 의학, 간호학, 심리학, 경제학, 사회, 역사, 철학, 지리학과 같은 분과학문에서도 연구의 주류를 이루고 있다(Farguhar, 1995). 이러한 삶의 질 개념은 특히 의학적으로는 치료와 간호의 목적이 환자의 치유와 생존율뿐 아니라 안녕 상태를 중요하게 고려하도록 주의를 이끌었다(Johanna & Ferdinand, 1985).

지금까지 문헌에 나타난 삶의 질에 대한 정의를 살펴보면

Ferrans와 Power(1985)는 삶의 질이란 안녕, 삶에 대한 만족이나 불만족, 혹은 행복이나 불행에 대한 개인의 느낌이라고 하였다. Padilla와 Grant(1985)는 삶의 질이란 삶을 살아갈 가치가 있게 하는 것으로 신체적 안녕, 정서적 안녕, 신체상에 대한 관심, 사회적 관심, 진단 및 치료에 대한 반응 등을 평가하는 것이라고 하였다. 노유자(1988)의 정의를 보면, 삶의 질이란 신체적, 정신적 및 사회·경제적 영역에서 각 개인이 지각하는 주관적 안녕으로 정서상태, 경제생활, 자아존중감, 신체상태와 기능, 이웃관계 및 가족관계 등이 삶의 질의 척도가 된다고 하였다. 이외에도 삶의 질이란 '현재 삶의 상황에 대한 지각된 만족 정도'(Young & Longman, 1983), '유쾌하고 불유쾌한 감정 상태 간의 조화'(Penckofer & Holm, 1984)와 같이 다양한 속성과 개념으로 정의되고 있음을 알 수 있다.

이와 같이 삶의 질에 대한 정의가 학자들에 따라 다양하기는 하나 임상에서는 대체적으로 신체적 안녕, 심리적, 정서적 안녕, 사회적 안녕 그리고 치료에 대한 만족 등의 영역에 초점을 두고 있다(서미례, 1997).

그러나 삶의 질은 상황 맥락적이고 개인마다 삶에서 각기 다른 것에 가치를 두고 있으며 인생의 삶 자체가 여러 요소로 이루어지는 복합 개념임은 물론 관계되는 영향 변인도 다양하기 때문에(George & Bearon, 1980) 조작적 정의를 내리기가 힘들다. 이는 개인과 환경과의 상호작용을 통하여 지각하는 삶의 질이 단순히 객관적이거나 주관적인 접근만으로는 측정할 수 없기 때문이다.

또한 건강한 대상자와는 달리 질환을 가지고 있는 대상자의 경우 만족할만한 삶의 질이란 일상생활의 적응도, 즉 환자가 지각한 육체적 능력의 한계 내에서 얼마만큼 만족할만한 생활에 도달하고 있는지를 보는 것이므로(박혜자, 1988) 문헌에 나타난 다양한 삶의 질 속성과 영역에 대해서는 연구 목적이 무엇이고 연구 대상자의 건강 문제 특성이 어떠하냐에 따라 각 연구마다 삶의 질에 대한 명백한 조작적 정의를 제시함으로써 삶의 질에 대한 광의의 정의를 사용하여 나타나는 측정 오류를 막을 수 있을 것이다(김숙남, 1998).

한편 심장이식 수혜자를 대상으로 한 삶의 질 연구를 보면 Grady, Jalowiec과 White-Williams(1999)는 심장이식 후 삶의 질을 질병과 일련의 치료가 수혜자에게 미치는 기능적 효과라고 정의하고 건강·신체적 기능, 심리적 상태, 직업적 기능, 사회적 상호작용, 신체감각의 5개 영역에서 측정하였다. Bunzel, Wollenek, Grundbock, Laczkovics와 Teufelsbauer(1991)는 심장이식 후 삶의 질을 신체적, 정서적, 정신적, 직업적, 성적 상태와 재정적 상태, 여가활동, 배우자와의 관계 등 9개 영역에서 지각하는 만족이라고 하였다. Evans(1985)는 심장이식 후 삶의 질을 수혜자가 신체적 기능, 건강 상태, 심리적 상태, 안녕 상태, 직업 상태 그리고 전체 삶의 만족 면에서 지각하는 만족 정도라고 하였다.

이상의 선행 연구를 보면 심장이식 후 삶의 질에 대한 정의나 영역이 다양함을 알 수 있다. 하나의 연구에서 인간의 삶의 질을 전부

파악하기는 불가능하므로 연구 대상자에게 문제시되는 삶의 질 속성을 조작화하여 파악하는 것이 타당할 것이다. 그렇다면 심장이식이라는 현상은 수혜자에게 어떠한 변화를 주는가에 대한 구체적 조작화가 이루어져야 정확한 삶의 질을 평가할 수 있을 것이다. 기존 연구들은 공통적으로 심장이식 후 삶의 질을 신체적, 정신적, 사회적 영역으로 구성함을 알 수 있다. 따라서 본 연구에서는 심장이식 후 삶의 질 영역을 신체적 안녕, 정신적 안녕, 사회적 안녕으로 구분하고 여기에 이식 후 거부반응과 감염예방 등의 지속적인 추후 관리가 요구되는 상황을 고려하였다. Calman(1987)이 지적했듯이 삶의 질에는 개인의 삶과 경험의 모든 영역 즉, 질병과 치료의 영향도 포함되어야 하므로 진단 및 치료 영역을 추가함이 바람직할 것으로 생각한다. 또한 Reidmayr 등(1998)은 이식 후 수혜자의 90%가 면역억제제 투여로 인한 신체상의 변화를 경험하고 있다고 하였다. 이러한 면역억제제 투여에 따른 신체상 변화와 심장이식 후 삶의 질과의 관계는 여러 연구에서 지적되었으므로(Lough, Lindsey, Shinn & Stotts, 1985; Jones 등, 1990) 심장이식 후 삶의 질 영역에 신체상에 대한 영역이 포함되어야 할 것이다.

심장이식 후 삶의 질에 관한 연구들을 보면 초기에는 주로 심장이식의 효과를 검증하기 위해서 생존율이나 신체 기능의 향상 정도, 일상 활동 회복 정도의 측면에서 삶의 질을 측정하였다. 그러나 최근에는 이식 후 생존율이 높아지면서 그 초점이 신체적인 측면에서 벗어나서 스트레스와 그에 따른 대처, 우울 등의 심리적 장애, 직업 복귀, 추후 관리에 따른 경제적 부담 등의 측면에서 주관적으로 측정하고 있다.

우선 심장이식 후 삶의 질은 이식 전보다 상승하는 것으로 보고 되었다. 예를 들면 Lough, Lindsey, Shinn과 Stotts(1985)는 심장이 식 후 7개월에서 14년이 되는 수혜자를 대상으로 해서 삶의 질을 조 사하였다. 그 결과 수혜자의 89%가 심장이식 후 자신의 삶의 질을 '좋다' 혹은 '매우 좋다'로 보고하였다. Guadiani 등(1981)의 연구에 서도 심장이식 수혜자 143명 중 86%가 이식 후 자신의 삶에 대해 만족을 표현하였다. 이는 심장이식 전에는 계단을 오르는 것조차 힘 들 정도로 신체적 기능면이 저하되었으나 이식 후에는 신체 활동이 나 기능면이 눈에 띄게 향상되었고, 이러한 신체적 측면에 대한 만 족도가 전체 삶의 질 정도를 상승시킨다고 볼 수 있다.

이러한 사실은 심장이식 전과 후의 삶의 질을 전향적으로 조 사한 연구 결과에서도 나타난다. 말기 심부전 환자를 대상으로 하여 심장이식 전·후의 삶의 질을 전향적으로 조사한 Molzahn 등(1997)과 Grady, Jalowiec 및 White-Williams(1996)의 연구 를 보면 우선 Molzahn 등(1997)은 심장이식 대기자를 대상으로 이 식 전과 이식 후 6개월, 1년이 되는 시기와 그 후 4년 동안 매년 삶 의 질을 측정한 결과 이식 전보다 이식 후의 삶의 질이 크게 상승되 고 일반 사람들의 삶의 질 정도와 비교해도 만족할 만한 것이었다고 하였다. 마찬가지로 Grady, Jalowiec과 White-Williams(1996)의 연구에서도 심장이식 전과 이식 후 1년이 되는 시기의 삶의 질을 건강, 신체적 기능, 정서적 기능, 심리사회적 기능 차원에서 비교한 결과 건강과 신체적 기능 차원에서 이식 후 현저하게 개선되었고 전체적인 삶의 질 역시 높은 것으로 나타났다.

이외에도 심장이식 수혜자와 다른 대상자와의 삶의 질을 비교한 연구들이 있다. Rosenblum, Rosen, Pine, Rosen과 Borg-Stein(1993)은 심장이식 수혜자와 정상인, 심정지 후 생존자와 심근경색 환자, 하부 요통 환자와의 삶의 질을 비교한 연구를 통해서 심장이식 수혜자의 삶의 질 점수는 정상인보다는 낮지만 심정지 후 생존자와 심근경색 환자와는 유사한 것으로 그리고 하부요통 환자보다는 높았다고 하였다.

심장이식 수혜자와 관상동맥 우회 이식술(CABG) 환자 그리고 투석 환자 및 신장이식 수혜자 간의 삶의 질을 비교한 연구(Wallwork & Caine, 1985)에서는 심장이식 수혜자의 삶의 질이 관상동맥 우회 이식술(CABG) 환자보다는 높지만 신장이식 수혜자와 투석 환자보다는 더 낮은 것으로 나타났다. 이처럼 심장이식 후 삶의 질 점수가 다른 장기이식보다 낮은 이유는 심장이식 후 심장소실이 발생할 경우 대안이 없다는 점에서 다른 이식보다 추후관리 등의 치료 이행에 있어 더 많은 스트레스에 직면하기 때문인 것으로 보인다.

이상에서 보듯이 여러 연구들은 심장이식 후 삶의 질이 이식 전보다 개선되었다고 보고하고 있다. 그러나 대부분의 경우 이식 후의 건강상태, 신체적 기능, 증후, 일상생활 수행 능력 등 신체적

측면의 개선으로, 이는 신체적 측면에서만 이식 후 삶의 질을 측
정하였다는 것을 의미한다. 그러나 여러 연구에서 지적하였듯이
이식 후 수혜자들은 시간이 지날수록 거부반응, 감염 등의 합병증
과 추후 관리에 따른 경제적 부담, 직업복귀의 어려움, 가족 및
사회관계의 변화 등을 경험하게 되고 이로 인해 불안, 우울이 발
생하여 삶의 질이 저하되게 된다.

심장이식 후 이러한 문제점과 관련하여 삶의 질에 영향을 미치
는 요인에 대한 연구가 1980년대 후반부터 체계적으로 이루어져
왔다. 따라서 심장이식 후 삶의 질에 어떤 변수들이 영향을 미치
는지 구체적으로 파악할 필요가 있다.

2. 심장이식 후 삶의 질 예측 요인

삶의 질이란 인간의 안녕과 복지 정도를 구체적으로 표현하는
포괄적이고 다차원적인 개념으로(Flanagan, 1982), 한 개인의 삶
의 질은 보통 많은 영역으로 구성되며 수많은 요인에 의해 영향
받게 된다.

심장이식 후 삶의 질 역시 다양한 요인에 따라 영향 받게 되므
로 본 연구에서는 심장이식 후 삶의 질에 영향을 미치는 여러 요
인들과 삶의 질과의 관련성을 선행 연구와 문헌을 통하여 살펴보
겠다.

1) 일반적 요인

일반적 요인 중에서 선행 연구에서 제시된 성별과 연령, 경제 상태, 직업 상태, 이식 후 구직 어려움, 이식 전 유병 기간, 이식 후 경과 기간이 심장이식 후 삶의 질에 영향을 미치는지 알아보겠다.

우선 성별과 삶의 질과의 관계를 살펴보면, 노유자(1988)는 중년기 성인의 삶의 질과 관련된 변인 중 하나로 성별을 들었고, 만성 질환자를 대상으로 한 연구(노유자, 1990)에서도 성별이 여자인 경우 삶의 질이 높다고 하였다. 투석 환자를 대상으로 한 연구에서 김인희(1988)는 성별에 따라서 삶의 질 정도에 차이가 있는데 남자의 경우 삶의 질 정도가 높다고 하였다. 중년기 암환자를 대상으로 삶의 질에 미치는 영향 요인을 연구한 한윤복 등(1990)은 암 환자의 건강지각 수준, 성별, 교육 정도 순으로 삶의 질에 영향을 미친다고 하였다.

연령과 삶의 질과의 관계에 있어서 신장이식 수혜자와 혈액 투석 환자를 대상으로 한(박혜옥, 1991) 연구에서 연령은 이식 후 삶의 질에 영향을 미치는 변수 중 하나로 나타났다. 신장이식 수혜자의 수술 후 치료지시 이행과 삶의 질 정도에 대한 연구(이영선, 1997)에서도 이식 후 삶의 질에 영향을 미치는 주요 변인은 연령으로 신장이식 후 삶의 질을 12% 설명하였다. 역시 신장이식 수혜자를 대상으로 스트레스와 삶의 질을 조사한(김현미, 2001) 연구에서도 삶의 질에 영향을 미치는 요인이 스트레스, 현재 건강지각 수준, 가정의 월수입, 연령순으로 나타나서 연령이 삶의 질에 영향을 미치는 요인임을 보여주고 있다. 심장이식 수혜자를 대상으로 삶의 질을 조사한 연구(Grady, Jalowiec & White-Williams, 1999)에서는 연령이 많은 경우 가족 부양이나 직업에서 은퇴할 시기이므로 가족 부양을 책임져야 하거나 활발한 직장생활을 해야 할 연령층보다 부담이 적기 때문에 연령이 많을수록 삶의 질이 높아진다고 하였다. Rickenbacher 등(1997)의 연구에서도 연령이 심장이식 후 삶의 질에 영향을 미치는 하나의 변수로 작용함을 보여주고 있다. 하지만 심장이식 수혜자를 대상으로 한 몇몇 연구에서는 연령과 삶의 질이 서로 유의한 관계가 없는 것으로 나타나 위와는 다른 결과를 보여주고 있다(Rosenblum, Rosen, Pine, Rosen & Borg-Stein, 1993; Molzahn, Burton, McCor- mick, Modry, Soetaert & Taylor, 1997).

이처럼 관련 연구마다 성별과 연령이 이식 후 삶의 질에 영향을 미치는지에 대해서는 결과가 상이하다. 어떤 대상자에게 어느 도구를 이용하여 삶의 질을 측정하였느냐에 따라 다른 결과가 나타날 수 있으므로 본 연구에서는 심장이식 수혜자의 일반적 특성 중 성별과 연령이 이식 후 삶의 질에 영향을 미치는 변수가 되는지를 알아보고자 한다.

여러 연구에서 대상자의 경제 상태는 삶의 질과 상관관계가 있으며 영향을 미치는 변수로 제시되었다.

신장이식 후 삶의 질 예측 변인을 조사한 이지수(1997)는 삶의 질과 관련 있는 변수로 경제 상태를 지적하였다. 마찬가지로 혈액 투석 환자와 신장이식 수혜자를 대상으로 삶의 질을 조사한 방활란(1991)의 연구에서도 월수입이 높은 집단이 낮은 집단보다 삶의 질이 유의하게 높게 나타나 대상자의 경제 상태와 삶의 질 간의 상관성을 보여준다.

Sutton과 Murphy(1989)는 신장이식 수혜자들의 가장 심한 스트레스원으로 경제적인 문제를 지적하였다. Frazier, Davis-Ali와 Dahl(1995)도 이식 후 5년이 지난 신장이식 수혜자들에게는 재정적인 문제가 가장 큰 스트레스원이라고 하였다. 이명선(1998)은 신장이식 후 사회심리적 적응에 대하여 현상학적 방법으로 조사한 연구에서 연구에 참여한 모든 신장이식 수혜자들이 이식과 함께 계속적인 투약에 따른 치료비 때문에 집을 팔거나 저당 잡히거나 재산을 줄여가는 등의 경제적인 타격을 받았다고 했다. 특히 합병증이 있는 경우에 병원 치료비 이외에도 합병증 치료를 위한 민간 요법의 이용, 건강을 위한 특별 식이 등으로 경제적 어려움이 더욱 컸다고 하였다.

Baumann, Young과 Egan(1992)은 심장이식 후 삶의 질에 대하여 인터뷰한 결과 대부분의 수혜자들은 이식 후 추후 관리에 따른 경제적 부담과 구직의 어려움 등을 지속적으로 느끼고 있다고 하였다. Notova, Schreinerova, Schramekova, Bass와 Fabian(1997

도 심장이식 후 수혜자들이 불만족스러워하는 것 중의 하나로 이식 후 경제 상태를 들었다. 많은 연구에서 심장이식 후 대부분의 수혜자들이 경제적인 면에서 만족하지 않는 것으로 나타났으므로 심장이식 후 경제 상태는 삶의 질에 영향을 미치는 중요한 변수라고 생각한다.

심장이식 수혜자의 일반적인 특성 중 이식 후 직업 상태와 구직 어려움 역시 삶의 질에 영향을 미치는 것으로 보고 되고 있다.

구체적으로 보면 심장이식 후 직업유무에 관한 Angermann 등(1992)의 연구에서 알 수 있듯이 직업이 있는 수혜자의 삶의 질이 높고 스트레스와 우울이 낮음을 보여 이식 후 직업의 중요성을 시사해 주고 있다. 이러한 결과를 보충해 주는 연구로써 Mai(1993)는 심장이식 후 평균 45%만이 전일제 직업으로 복귀하여 이식 후 직업을 구하는데 어려움이 있다고 하였다. 유사한 연구로 Paris 등(1992)은 심장이식 후 수혜자들은 직업에 종사할 수 있는 건강상태에 있으나 실제 직업에 복귀한 경우는 45%로 구직의 어려움이 있고 이 중에서 13%는 이식 전과는 다른 새로운 직업을 구했다고 하였다. Paris 등(1992)은 이식 후 직업 복귀에 영향을 주는 요인으로 이식 전 유병 기간과 일할 수 없다는 수혜자의 인식 등을 언급하면서 심장이식 후 수혜자들이 지역사회에서 완전한 생산적 구성원이 될 수 있도록 직업 상태와 구직의 측면에도 주의를 기울여야 한다고 하였다.

Duitsman과 Cychosz(1994)는 심장이식 후 직업이 있는 경우가 직업이 없는 경우보다 심리사회적으로 더 잘 적응한다고 하여 심장이식 후 직업 상태와 심리사회적 적응 간의 관계를 밝혔다. Notova, Schreinerova, Schramekova, Bass와 Fabian(1997)도 심장이식 후 저조한 직업 복귀율을 지적하면서 이러한 이식 후 직업 상태나 직업복귀는 단순히 경제 상태뿐 아니라 우울 등의 심리적 요인에 영향을 미치고 나아가 시간이 경과할수록 이식 후 삶의 질에 영향을 미치게 된다고 하였다. Molzahn 등(1997)은 심장이식 전 삶의 질을 예측하는 변수는 미래에 대한 전망, 건강 상태, 일할 수 있는 능력이었으나, 심장이식 후에는 이외에 직업 상태가 더 추가된다고 하였다.

따라서 본 연구에서는 심장이식 후 직업 상태와 구직의 어려움을 삶의 질에 영향을 미치는 변수로 선택하였다.

이식 전 유병 기간과 이식 후 경과 기간이 삶의 질에 미치는 영향에 대해서는 선행 연구마다 결과가 상이하다. 조현숙(1987)과 최동원(1999)은 신장이식 후 삶의 질에 영향을 미치는 요인으로 이식 전 유병 기간을 들었지만, 이지수(1997)는 삶의 질에 영향을 미치지 않는 것으로 보고하였다.

심장이식 후 경과 기간에 대해서 Bunzel, Grundbock, Laczkovics, Holzinger 및 Teufelsbauer(1991)는 삶의 질에 유의한 영향력이 없다고 하였지만 이식 전 유병 기간이나 이식 후 경

과 기간에 따라 신체적 상태, 심리적 상태 등이 달라질 것으로 생
각되므로 본 연구에서는 심장이식 후 삶의 질에 영향을 미치는 변
수인지 알아보고자 한다.

2) 신체적 요인

본 연구에서는 심장이식 후 신체 기능과 활동 등을 포함한 신체
적 요인은 제외하였다. 이는 본 연구의 경우 심장이식 후 최소 6
개월 이상 경과한 수혜자가 대상으로, 심장이식 후 3개월 이상 경
과하면 신체 기능이나 활동 등 신체적 측면의 회복이 이루어지므
로(Lough, Lindsey, Shinn & Stotts, 1987) 상대적으로 다른 요
인보다 이식 후 삶의 질에 대한 영향력이 약할 것으로 생각했기
때문이다.

신체적 요인이 심장이식 후 삶의 질에 영향을 미친다는 선
행 연구들은(Bunzel, Crundbock, Laczkovics, Holzinger &
Teufelsbauer, 1991; Grady, Jalowiec & White-Williams,
1999) 대상자가 이식 후 경과 기간이 1년 이하인 경우로, 여러 연
구에서 심장이식 후 1년 이내의 초기에는 신체적 요인이 삶의 질
에 가장 영향을 미치지만 이식 후 시간이 경과할수록 신체적 요인
보다는 심리적 요인이 더욱 영향을 미친다고 하였다(Bonsel,
Erdman, Mast, Balk & Mass, 1990; Grady, Jalowiec &
White-Williams, 1998). 따라서 본 연구에서는 대상자가 심장이

식 후 최소 경과기간이 6개월 이상이므로 신체적 요인보다는 다른 요인들이 이식 후 삶의 질에 영향을 미칠 것으로 생각한다.

3) 심리적 요인

(1) 스트레스

스트레스는 오늘날 건강과 관련된 주요 요소로 많은 주목을 받고 있으며 인간의 충족되지 못한 지각된 요구로써 스트레스의 감소는 삶의 질을 향상시킨다(Jones & Meleise, 1993). 최근까지 이식 후 삶의 질 관련 연구에서 스트레스는 가장 중요한 예측 변수임이 보고 되었다.

White, Starr와 Lewis(1990)는 신장이식 수혜자들이 건강과 관련된 스트레스를 제거하지 못하고 많은 스트레스를 경험하는 경우 삶의 질이 낮았으며 스트레스는 신장 이식 후 삶의 질에 가장 영향력을 미치는 예측 인자 두 개 중 하나라고 하였다.

신장이식 후 스트레스와 삶의 질과의 관계를 조사한 조윤수(1999)는 스트레스와 삶의 질 간에는 통계적으로 유의한 역 상관관계가 있어 신장이식 후 스트레스 정도가 높으면 삶의 질이 낮다고 하였다.

역시 신장이식 후 삶의 질 예측 변인을 조사한 이지수(1997)는 다중회귀분석을 한 결과 스트레스가 신장이식 후 삶의 질을 43%

설명하여 가장 영향을 미치는 변수라고 하였다. 이러한 결과를 바탕으로 이지수는 신장이식 후 삶의 질을 향상시키기 위해서 수혜자의 스트레스 요인을 파악하고 그 정도를 경감시킬 수 있는 사회적 지지와 같은 간호중재 개발을 제언하였다.

심장이식 수혜자를 대상으로 한 연구에서도 위와 유사한 결과들이 보고 되었다. 심장이식 후 1년이 되는 수혜자의 삶의 질을 조사한 Grady, Jalowiec과 White-Williams(1999)는 스트레스가 심장이식 후 삶의 질에 가장 큰 영향력을 가지는 변수였으며, 다음이 의료진이 제공한 정보, 지각된 건강상태, 추후 치료에 대한 이행이라고 하였다. 이들은 자신들의 이전 연구인 심장이식 전 삶의 질 예측 요인에 관한 결과(Grady, Jalowiec & White-Williams 등, 1995)와 비교하여 심장이식 전에는 건강, 기능적 요소와 관련된 스트레스원이 삶의 질과 관련이 있었으나 심장이식 후에는 신체적 요소보다는 심리적인 상태와 관련된 스트레스원이 삶의 질에 더욱 영향을 미친다고 하였다. 심장이식 전과 후의 삶의 질 예측 요인의 차이는 이식 후 건강 측면의 개선으로 설명할 수 있다. 즉, 심장이식 후 심부전으로 인한 증후와 기능적 장애는 감소되어 이로 인한 스트레스는 감소했지만 이식 후 새로운 심장을 가지게 된 것과 다시 정상생활로 되돌아갈 수 있는지와 관련된 심리적 장애 때문에 심장이식 후 삶의 질은 심리적인 스트레스원에 의해 크게 영향을 받는다.

심장이식과 관련된 스트레스 내용을 살펴보면 먼저 심장이식 전 대기자들에게 가장 큰 스트레스원은 심장 제공자를 기다리는 것이다. 이는 장기 제공자가 적절한 시기에 나타나지 않음으로써 죽음에 대한 불안과 우울 그리고 미래에 대한 두려움 때문이다(Dressler, 1991).

Jalowiec, Grady와 White-Williams(1994)도 이식 전 대기자들은 자신에게 말기 심장질환이 있다는 사실과 그로 인한 증상, 이식을 해야 하는 것, 장기 제공자를 기다리는 것, 미래에 대한 불확실성, 지속적으로 점점 상태가 나빠지는 느낌, 자신의 생활을 조절하지 못하는 것, 다른 사람에게 의존하는 것 등의 스트레스를 느끼고 이러한 이식 전 스트레스는 대부분 말기 심장질환에 따른 건강 장애와 장기 제공자를 기다리는 것과 관련된 심리적 장애로 나누어 볼 수 있다고 하였다.

국내의 경우 심장 수혜 경험에 대한 이은숙(1996)의 현상학적 연구결과에서도 심장이식 전 대기자들은 장기 제공자를 기다리는 동안 절박함, 두려움, 초조함 등의 위기감과 자포자기 등의 절망감을 경험한다고 하였다. 이식 전 이러한 심리적 장애는 심장이식과 함께 건강상태가 호전되면서 많이 나아지기는 하나(Strauss 등, 1992; Walden 등, 1994), 대부분의 경우 이식 후에도 여전히 남아 있어서 삶의 질에 영향을 미치게 된다(Grady, Jalowiec, Grusk, White-Williams & Robinson, 1992).

심장이식 후 스트레스 내용은 이식 전과는 달리 자신의 심장을 상실하고 다른 사람의 심장을 이식받았다는 데서 오는 심한 심리적 혼란과(Bunzel, Wolleneck & Grundbock, 1992a) 거부 반응에 대한 두려움 그리고 직업복귀의 어려움, 경제적 부담, 가족 관계 및 역할 변화(이은숙, 1996) 등 다양하게 나타나고 있다. 이외에도 심장이식 수혜자들은 면역억제제 투여로 인한 합병증, 부정적 신체상, 발기 불능 등의 성기능 장애, 사회체계로의 재진입 문제 등의 스트레스를 느끼고 있는 것으로 나타났다(McAleer, Copeland, Fuller & Copeland, 1985; Shapiro 등, 1989; Baumann, Young & Egan, 1992; Bunzel, Wolleneck & Grundbock, 1992b).

이상의 연구에서 심장이식 후 수혜자는 다양한 스트레스를 경험하며 이식 후 삶의 질에 가장 영향을 미치는 변수로 스트레스를 지적하고 있음을 알 수 있다.

(2) 대　처

스트레스는 인간의 신체 및 심리적 적응에 긍정적인 영향보다 부정적인 영향을 더 많이 주는 것으로 알려져 있다. 이 부정적 효과에는 심장질환을 비롯한 정신, 신체 질환과 충격, 적대감, 불안, 우울 등의 심리적 부적응이 포함된다(김정희, 1987).

스트레스가 우리에게 문제되는 것만큼이나 대처의 문제도 중요시되는데, 이것은 스트레스에 대한 인지적 평가 즉, 스트레스가 인간에 의해 어떻게 보여지는가는 환경으로부터 우리가 받는 스트레스의 양보다 훨씬 중요하며, 사람들이 스트레스에 잘 대처할 수 있다고 믿느냐의 여부가 스트레스에 어떻게 대처하는가에 영향을 미친다. 즉, 스트레스의 지각 정도는 개인에 따라 상당한 차이가 있으므로 한 개인의 스트레스에 대한 평가와 사용되는 대처 방식은 그의 생존을 돕고 번창시키거나 때로는 방해할 수도 있다 (김윤정, 2000).

Folkman과 Lazarus(1980)는 대처를 두 가지로 분류하였다. 첫째, 고통을 일으키는 문제를 다스리거나 변회시키는 방향으로 지향된 대처(문제 중심적 대처 방식)와 둘째, 그 문제에 대한 정서 반응을 조절하는 쪽으로 지향된 대처(정서 중심적 대처 방식)이다. 문제 중심적 대처 방식은 고통을 일으키는 문제를 다스리거나 변화시키는 방향으로 지향된 대처를 말한다. 이것은 문제를 규정하고, 대안적 해결책을 찾아 이득과 부담에 관해 저울질한 후 대안들 중에서 선택하여 행동하는 것을 지향한다. 문제 해결뿐만 아니라 문제 중심적 전략들을 포함시키며, 주로 환경에 초점을 두는 객관적인 분석 과정이라 할 수 있다(Lazarus & Folkman, 1984). 이 기능은 자신의 인생에 있어서 요구와 좌절을 불쾌하게 여기지 않고, 현실을 받아들인다. 그 요구와 좌절을 해결해야 할 문제로 생각하고 접근하면 우리가 경험하는 스트레스를 어느 정도 감소시킬 수 있으며, 생각에만 그치지 않고 행동으로 옮기게 된다. 문제 중심적 대처 방식은 소극적인 행동에서 적극적인 행동으로의 노력을 중요시한다(김정희, 1997).

이에 반하여 정서 중심적 대처 방식은 그 문제에 대해 정서 반응을 조절하는 방향으로 지향된 대처를 말한다. 이것은 사건의 의미를 직접 변화시키지는 않고, 고통을 감소시키고자 하는 인지적 과정이다. 회피, 최소화, 거리두기, 부정적 사건에서 억지로 긍정적 가치 찾기, 긍정적 비교 등이 포함된다.

이 두 가지 대처 방식에 대해 Lazarus와 Folkman(1984)은 문제가 통제 가능하다고 여겨질 때는 문제 중심적 대처 방식을 많이 사용하고, 통제가 불가능하다고 여겨질 때는 정서 중심적 대처 방식을 많이 사용하는데, 이 둘의 관계는 서로 촉진적이기도 하고 방해 요인으로 작용할 수도 있다고 보았다.

심장이식 후 대처에 대하여 Kaba, Thompson과 Burnard (2000)는 인터뷰를 한 후 8가지로 요약하였다. 그 결과 심장이식 수혜자의 대처전략은 수용, 부정/회피, 목표 정하기, 남과 비교하기, 남 탓하기, 사회적 지지 찾기, 신앙생활, 우선순위와 인지 변화였다.

Kaba와 Shanley(1997)는 심장이식 후 수혜자들이 사용하는 대처기전을 조사하여 심장이식 수혜자들은 건강한 집단보다 부정적 평가를 2배 정도 자주 사용하고 정서적 대처를 많이 한다고 하였다. 이 연구 결과를 통해서 심장이식 후 수혜자는 신체적, 심리적, 사회적 스트레스에 직면하므로 이러한 스트레스원에 대하여 효과적인 대처 전략이 필요하다고 하였다.

국내에서는 이명선(1999)이 신장이식 수혜자를 대상으로 하여 이식 후 적응에 관한 연구에서 신장이식 후 문제점과 대처에 대해 보고한 바 있다. 이명선(1999)은 신장이식 후 적응과정을 만족기, 불안우울기, 안정회복기로 구분하여 설명하고 있다. 각 적응과정마다 신장이식 수혜자들이 주로 사용하는 대처전략에 차이가 있었다. 불안우울기 시기에는 주로 스트레스 상황하에서 부정적인 감정을 감소하거나 달래기 위한 목적으로 정서 중심의 대처를 하고 안정회복기에는 문제 해결을 위한 시도로 문제 중심의 대처를 주로 시도하였다.

대처는 여러 연구에서 심장이식 후 삶의 질에 영향을 미치는 변수로 보고 되었다. Novota(1998)와 Grady, Jalowiec 및 White-Williams(1998)는 심장이식 후 삶의 질을 유의하게 예측한 요인 중 하나가 대처로, 심장이식 수혜자가 효과적인 대처 방법을 사용할수록 삶의 질 정도가 높다고 하였다.

이상의 선행 연구에서 심장이식 수혜자의 대처는 이식 후 삶의 질에 영향을 미치는 변수 중 하나로 제시되었으므로 본 연구에서는 심장이식 후 삶의 질 예측 요인의 하나로 대처에 대하여 알아보겠다.

(3) 자기효능감

최근 삶의 질에 영향을 미치는 예측 요인을 밝히려는 연구에서 자신의 행위에 의해 결과가 결정된다는 신념인 자기효능감이 연구되고 있다(구미옥, 1992; 오복자, 1994; 장미영, 1996).

자기효능이론은 개인적 지배감과 성공에 대한 개인의 기대를 바꾸는 하나의 통상적인 기전을 통해 모든 형태의 심리치료와 행동변화를 조작하도록 고안된 것이다. 이 이론에 의하면 행위에 강력한 영향을 미치는 두 가지의 기대가 있는데, 하나는 결과 기대로써 어떤 특정한 행위가 어떤 특정의 결과를 가져올 것이라는 믿음이다. 다른 하나는 자기효능기대로써 자신이 그 특정의 행위를 성공적으로 수행할 수 있다는 믿음과 관련된 것이다(Bandura, 1977).

Bandura(1977)는 자기효능감을 개인이 어떤 결과를 산출하기 위해 요구되는 행동을 성공적으로 수행할 수 있다는 신념으로 보았으며, 사람들이 성공적으로 행할 수 있을 것이라고 기대를 하는 한, 특정 두려움을 극복할 수 있으므로 당면한 문제와 특정하게 관련된 자기효능감이 후속하는 행동(대처)에 결정적인 역할을 한다고 보았다. 뿐만 아니라 긍정적 자기효능감을 지닌 사람들은 실패와 도전에서 인내할 수 있는 능력을 갖추고 있으며, 역경 속에서도 잘 견뎌낼 수 있는 탄력성을 지니고 있다고 하였다. 그러므로 자기효능감 수준이 변화되면 행동도 변화할 가능성이 있는 것이다. 즉, 자기효능감은 특별한 상황에서 요구되는 행동을 자신이 성공적으로 달성할 수 있다는 개인의 신념으로 후속되는 행동과 높은 상관이 있음을 시사하며, 모든 행동변화는 자기효능감을 통해 중재된다고 보았다. 이에 대한 많은 연구가 이루어졌으며 실제 연구들에서 자기효능이 결과기대나 과거 경험들보다는 행동에 대한 강력한 예측인자임이 밝혀졌다(Shere, Maddux, Mercandante, Prentice-Dunn & Jacobs, 1982).

최근 건강관련 영역에서 인간행위를 설명하려는 자기효능감 개념이 널리 적용되고 있다. 구미옥(1994)에 의하면 자기효능감과 관련된 건강행위들은 주로 자기관리가 요구되는 행위들로써 자기효능이 건강행위의 변화와 유지에 일관성 있게 순 상관관계가 있다고 했다. 관절염 환자를 대상으로 한(박혜숙, 1999) 연구에서는 대상자의 자기효능감과 삶의 질은 유의한 상관관계가 있었고 여러 변수 중 자기효능감이 삶의 질을 21.4% 설명하였다. 위암 환자의 건강증진 행위와 삶의 질 예측 모형에 관한(오복자, 1994) 연구를 보면 자기효능은 건강증진 행위에 긍정적인 영향을 주어 삶의 질에도 긍정적인 영향을 주었으므로 암 환자 간호에서 자기효능을 증진시키는 전략을 동반할 것을 제언하였다. 신장이식 수혜자를 대상으로 한 이지수(1997)의 연구나 심장이식 수혜자의 삶의 질에 관한 Grady, Jalowiec과 White-Williams(1999)의 연구에서도 자기효능감이 높을수록 삶의 질이 높게 나타나 이식 후 자기효능감이 삶의 질에 중요한 변수임을 알 수 있다.

이상과 같이 인간행위에 있어서 중요한 요소가 되는 자기효능감은 삶의 질을 높일 수 있는 변수라고 사료되므로 심장이식 후 삶의 질과의 관계를 연구해 볼 필요가 있다고 생각한다.

(4) 우 울

Beck(1967)에 의하면 우울은 자신과 환경, 미래에 대한 부정적인 인지체계에 의해서 일어난다고 하며, 우울을 경험하는 사람은 자신과 환경 및 미래를 왜곡되게 지각한다고 한다. 따라서 우울한 사람은 자신과 삶에 대한 흥미가 상실되며, 비합리적인 신념을 가지고 있고, 슬픈 감정의 정도가 심해 병적인 상태로 변화하기도 한다.

심장이식 후 우울은 가장 흔한 정서적 반응으로(Dew 등, 1996), 거부 반응 등의 합병증과 나아가서는 이식 후 사망을 유발하는 것으로 알려져 있다(Dew 등, 1999). 특히 과다한 추후 관리비용과 직업 상실로 인한 경제적 부담감, 면역억제제 투여로 인한 외모의 변화와 가족 및 사회관계 변화 등 이식 후 수혜자들은 만성적인 스트레스 상태에 놓여 있기 때문에 이에 대한 부정적 반응으로 흔하게 우울을 경험하게 되고 삶의 질이 더욱 낮아진다고 볼 수 있다.

구체적으로 보면 혈액 투석 환자를 대상으로 해서 삶의 질 예측 변인을 조사한(조계화와 성기월, 2000) 연구에서 스트레스, 우울, 직업 유무, 결혼 상태, 주된 지지자, 경제 수준을 독립 변수로 하여 다중회귀분석 한 결과 삶의 질과 통계적 유의성을 보인 변인은 우울과 결혼상태였으며 전체 설명력은 52.57%였다.

Quantz와 Novick(2000)은 심장이식 후 수혜자의 15.8%가 우울

장애를 가지며 이것은 사망률로 측정한 삶의 질에 직접 영향을 미친다고 하였다.

이외에도 많은 연구에서 심장이식 후 삶의 질에 영향을 미치는 변수로 우울을 언급하고 있다(Walden 등, 1989; Caine, Sharples, English & Wallwork, 1990; Grady, Jalowiec, Grusk, White-Williams & Robinson, 1992; Jalowiec 등, 1997).

하지만 이러한 우울은 심장이식 후 처음으로 경험하는 것이 아니라 이미 이식 전에 시작되어 지속되는 것이다. Bonsel, Erdman, Mast, Balk와 Maas(1990)는 심장이식 수혜자들은 이식 전 장기 제공자를 기다리면서 대부분이 심한 불안과 우울을 경험하고, 이식 후 4개월 이내에 불안은 정상 수준으로 돌아오지만 우울은 여전히 지속되어 삶의 질에 영향을 미친다고 하였다. 따라서 심장이식 후 적절한 심리사회적 지지뿐만 아니라 이식 전에도 심리장애에 관한 예방적인 중재가 필요하다고 하였다.

이상에서 심장이식 수혜자의 우울은 이식 자체뿐 아니라 이식 후 추후 관리 과정에서 발생하는 여러 가지 스트레스와 관련된 반응이며, 수혜자가 이러한 스트레스에 적절하게 대처하지 못하면 우울이 더욱 심해지고, 삶의 질이 저하되어 긍정적인 적응에 어려움을 초래하게 된다.

대상자의 독립성을 향상시키고 정상 기능을 유지·회복시켜 건강을 성취함으로써 더 큰 행복과 만족감을 갖도록 삶의 질을 향상시키는 것이 건강 증진 목표라고 할 때(Smart & Yates, 1987), 생명

은 연장되었으나 평생 면역억제제 투여로 인한 부작용, 감염 및 거
부 반응에 대한 두려움을 가지고 살아가야 하는 심장이식 수혜자를
간호해야 할 입장에 있는 간호사는 만성적인 스트레스 반응으로써
수혜자의 우울을 이해하고 평가하여 가치를 지닌 인간으로서의 삶
을 영위할 수 있도록 돌보아야 할 필요성을 재인식해야 할 것이다.

(5) 심리사회적 적응

심장이식은 더 이상 기능하지 않는 장기를 대체한다는 단순한
문제가 아니라 이식 후 수혜자들은 다양한 스트레스에 직면하게
된다. 수혜자들은 스트레스에 대한 반응으로 우울, 불안, 두려움
등의 정서 장애를 경험하며 이는 다시 이식 후 심리사회적 적응을
어렵게 한다.

신장이식 수혜자를 대상으로 하여 이명선(1999)은 이식 후 문제
점과 대처 전략에 초점을 두고 이들의 적응 과정을 근거이론 방법
으로 조사하였다. 그 결과 신장이식 후 적응 과정을 만족기, 불안
우울기, 안정회복기로 구분하였다. 만족기는 이식 후 초기에 자신
들이 선택한 수술에 대해 매우 만족해하는 시기이고, 불안우울기
는 이식 후의 치료 과정에 대한 지식 부족과 이식 후 올 수 있는
다양한 문제들로 인하여 부정적인 감정적 반응을 나타내는 시기이
며, 안정회복기는 문제 중심의 대처 전략을 주로 사용하며 안정을
되찾는 시기라고 하였다. 불안우울기에 주로 나타나는 심리사회적

문제는 크게 건강 문제, 인간관계 문제, 재정 문제 그리고 외모 문제로 구분되었으며 이에 대한 심리사회적 반응으로는 불안과 두려움 이외에도 우울, 무력감, 자존감 저하, 분노, 고립감, 부담감, 서운함, 심지어는 절망감까지도 나타난다고 하였다. 그러나 안정 회복기에 들어서면서 치료요법 이행하기, 정보 추구하기, 자기 일 하기, 사회활동 제한하기, 목표 낮추기, 이식 사실 관리하기, 비교 하며 위로하기, 신앙생활과 봉사활동하기, 재투석과 재이식 수용 하기의 아홉 가지 대처 전략을 사용하면서 현재의 삶에 만족하고 감사하며, 타인에 대한 이해 증진 등 긍정적인 결과를 경험함과 동시에 후회, 사회성 제한, 재정적 어려움, 그리고 거부 반응에 대한 지속적인 두려움 등 부정적인 결과도 경험한다고 하였다.

Rauch와 Knee(1989)는 심장이식 후 적응에 관한 연구에서 심장이식 수혜자들은 장기 제공자의 죽음에 대하여 죄의식의 감정을 가지고 있고, 이러한 죄의식의 감정은 새로운 심장을 내 것으로 받아들이고자 하는 심리적 통합을 방해하며, 더 나아가서는 종종 신체적 거부 반응과 연결되고 삶의 질에도 영향을 미칠 수 있다고 하였다.

Bohachick 등(1992)은 심부전 환자를 대상으로 해서 심장이식 전과 이식 후 6개월이 되는 시기의 삶의 질과 관련된 심리사회적 문제를 직업 상태, 질병에 대한 심리사회적 적응, 정서적 상태 측 면에서 측정한 결과 수혜자 중 25%가 심리사회적 적응에 있어 악 화를 보였고, 11%는 정서장애가 증가하였다고 보고하였다.

이식의 성공률을 높이고 치료 불이행을 최소화하며 삶의 질을 높이기 위해서는 심장이식 수혜자의 신체적 측면뿐 아니라 심리사회적 측면에 관한 이해가 필요하다. 따라서 본 연구에서는 심장이식 후 삶의 질에 영향을 미치는 변수로 수혜자의 심리사회적 적응을 알아보겠다.

4) 사회적 요인

심장이식 후 삶의 질에 영향을 미치는 요인 중 하나는 사회적 요인으로 이는 사회적 지지를 의미한다.

사회적 지지는 스트레스 사건이나 삶의 질과 관련된 연구에서 스트레스의 충격을 감소, 완화시키는 사회심리적 변인으로 제시되고 있다. Cobb(1976)은 사회적 지지란 사랑받고 존중받고 가치 있는 존재로 느낄 수 있고 의사소통망과 상호책임의 지지망속에 속해 있다는 것을 믿게 해 주는 정보라고 하였다. 사회적 지지를 제공하는 원천은 배우자나 친척, 친구들과 같은 개인을 둘러싸고 있는 개별적 지지원과 의료전문가들이나 조직, 기관 등에서 주어지는 지지로 나누어 볼 수 있다(오가실 외, 1994).

심장이식 후 삶의 질에 영향을 주는 사회적 지지는 선행 연구를 통해 건강전문인과의 관계와 주위 사람들의 도움으로 구분할 수 있는데, 각각이 심장이식 후 삶의 질에 어떤 영향을 미치는지 알아보겠다.

(1) 건강전문인과의 관계

심장이식 후 수혜자들은 추후 관리를 위해 지속적으로 병원을 방문하여 평생 건강전문인들과 관계를 지속하여야 하므로 건강전문인들의 영향은 상당히 중요하다.

Unger와 Powell(1980)은 기능적으로 조직된 병원 사회에서는 의료진에 의한 지지가 많이 행해지기 때문에 의료진의 기능이 사회적 지지의 의미 있는 한 자원으로 평가되고, 가족 등의 비공식적인 관계에 의한 것보다 의료인 등의 공식적인 지지가 더 효과적이라고 하였다.

Norbeck(1981)도 환자에게 필요한 지지는 간호사가 직접 충족시켜 줄 수 있다고 하였으며, LaRocco, House 및 French(1980)는 다른 어떤 지지원으로부터 제공된 지지보다 그 상황과 밀접하게 관련된 지지원에 의해 제공받는 지지가 가장 영향력이 있다고 주장함으로써 환자에게는 그를 간호해주는 전문직 간호사에 의해서 제공받는 지지가 가장 유효한 것임을 시사하였다.

(2) 주위 사람들의 도움

또 다른 사회적 지지란 가족이나 친지와 같은 주위 사람들의 도움을 말한다.

심장이식 수혜자에게 가족은 스트레스에 대한 가장 주된 완충 역할을 하는 요소이며(Zenati, Morelli, Fabbri & Casarotto, 1988), 대부분의 연구에서 이행을 포함한 수혜자의 대처나 적응 상태와 매우 유의한 관계가 있는 것으로 보고 되었다(Bennett, 1993; Brown & Hedges, 1994). Bennett (1993)은 심근경색증 후 대상자들의 대처 유형의 효율성에 영향을 미치는 요인들을 조사한 결과 지각된 사회적 지지가 대처 유형과 지각된 안녕상태로 측정한 대처 효율성에 영향을 미치는 변수라고 보고하였다. Dew 등(1994)은 사회적 지지는 심장이식 후 수혜자의 심리사회적 적응에 직접적으로 영향을 미친다고 하였다. Bunzel과 Wollenek(1994)의 연구에서도 지각된 사회적 지지는 심장이식 수혜자의 심리사회적 적응과 유의한 상관관계가 있었다. 또한 사회적 지지가 높을수록 심장이식 후 신체적, 심리사회적 안녕감이 증가하고 삶의 질이 높아진다는 Kaba와 Shanley(1997)의 연구 결과도 있다.

조현숙(1987)과 이숙정(1993)은 각각 신장이식 환자와 복막 투석 환자의 가족지지와 삶의 질 간에 유의한 순 상관관계가 있다고 했다. 김옥수(1993)는 혈액 투석 환자의 삶의 질에 영향을 미치는 가장 중요한 인자는 가족이나 주변 사람들의 지지를 포함한 사회적 지지라고 보고하였다. 이지수(1997)는 신장이식 후 삶의 질 정도와 관련 있는 변수로 배우자 유무를 들었으며, 대상자와 가장 가까운 배우자에 의한 사회적 지지는 신장이식 후 삶의 질에 두 번째로 영향을 미치는 변수라고 하였다.

이상에서 사회적 지지는 크게 건강전문인과의 관계, 배우자, 가족, 친구, 이웃, 종교인 등에게서 받는 주위 사람들의 도움으로 나누어 연구되었음을 알 수 있다. 건강전문인들과의 관계는 주로 치료 이행에 대하여 연구되었는데 건강전문인과의 관계가 이행에 미치는 영향은 모든 연구에서 일관되게 유의하다고 보고 되었다. 주위사람들의 도움으로 정의된 사회적 지지는 대부분의 연구에서 이행을 포함한 대처나 적응 그리고 삶의 질과 유의한 관계가 있는 것으로 나타났다.

이에 본 연구에서는 심장이식 수혜자와 건강전문인과의 관계 그리고 수혜자가 주위 사람들로부터 받는 도움이 이식 후 삶의 질에 미치는 영향에 대하여 알아보겠다.

지금까지 심장이식 후 삶의 질에 영향을 미치는 요인을 살펴보았다. 최근의 사회적 추세와 건강행위는 삶의 질을 높이려는 방향으로 나아가고 있다. 심장이식 후 나타나는 다양한 변화들이 삶의 질에 영향을 미친다고 보지만 실제로 심장이식 후 삶의 질에 대한 구체적인 이해를 도울 수 있는 근거자료가 마련되지 않았다.

이상에서 살펴본 선행 연구의 제한점은 심장이식 후 삶의 질에 영향을 미치는 몇몇 관련 요인들만을 보여주는 수준이므로, 심장이식 후 삶의 질에 영향을 미치는 요인을 찾아내는 것은 심장이식 수혜자의 삶의 질에 대한 이해를 높이고 개별적인 간호중재 개발을 위한 실제적 자료를 제시할 수 있다는 점에서 가치가 있다.

Ⅲ. 개념적 기틀 및 연구 가설

Ⅲ. 개념적 기틀 및 연구 가설

1. 개념적 기틀

본 연구의 개념적 기틀은 선행 연구를 근거로 해서 심장이식 후 삶의 질에 영향을 미칠 것으로 예측되는 변수들 간의 관계를 보여 주는 것이다.

본 연구에서는 삶의 질 인식에 대한 주관적 변이(subjec- tive variation)가 크다는 점과 심리적 측면의 다차원성을 고려하여 삶의 질을 개인의 삶에 대한 주관적인 만족이라는 가정 하에 영향을 미치는 요인을 설정하였다.

심장이식 후 삶의 질 예측 요인에는 선행 연구에 근거하여 일반적 요인과 심리적 요인을 포함시켰다(Mai, 1993; Dew 등, 1996).

사회적 요인은 의료진과 가족 등 주위의 다각적인 사회적 지지가 심장이식 후 삶의 질을 많은 부분 증진시킬 수 있으리라 생각되어 삶의 질 예측 요인으로 고려하였다.

각각의 요인에는 선행 연구와 문헌 고찰에서 심장이식 후 삶의 질에 영향을 미친다고 제시된 변수들이 포함되었다.

일반적 요인에는 대상자의 성별과 연령, 경제 상태, 직업 상태, 이식 후 구직 어려움, 이식 전 유병 기간, 이식 후 경과 기간이 포함된다. 이 중 성별과 연령, 이식 전 유병 기간, 이식 후 경과 기간은 선행 연구에서 이식 후 삶의 질에 영향을 미치는지에 대하여 결과가 상이하므로 본 연구에서 이식 후 삶의 질에 영향을 미치는 변수인지를 알아보겠다.

경제 상태와 직업 상태, 이식 후 구직 어려움은 많은 연구에서 삶의 질에 영향을 미치는 변수로 보고 되었다(Sutton & Murphy, 1989; Paris 등, 1992; Mai, 1993; 이명선, 1998).

심리적 요인에는 스트레스, 대처, 자기효능감, 우울, 심리사회적 적응이 포함된다. 스트레스는 여러 연구에서 이식 후 삶의 질을 설명하는 가장 영향력 있는 예측 변수로 제시되었으므로(White, Starr & Lewis, 1990; 이지수, 1997) 심리적 요인에 포함시켰다.

대처는 수혜자의 심리적 간호문제로 가장 크게 대두되는 우울을 감소시키고 자신의 생활환경에 긍정적으로 적응케 하는데 매우 중요한 변수이므로(김정희, 1997) 삶의 질 예측 변수로 선택하였다.

자기효능감은 스트레스와 부적응을 매개하여 스트레스의 부정적인 효과를 감소시킬 뿐 아니라(Manning & Wright, 1983) 스트레스에 후속하는 대처에 결정적인 역할을 하므로(Bandura, 1977) 삶의 질에도 영향을 미칠 수 있는 변수로 생각한다.

심장이식 후 우울과 심리사회적 적응은 이식 전·후 과정에서 발생되는 여러 가지 스트레스와 관련된 인지적·행위적 반응이며, 수혜자가 이러한 상황에 적절하게 대처하지 못하면 스트레스와 관련된 반응으로서 우울이 더욱 심해지고 긍정적인 적응에 어려움을 초래하게 되어 삶의 질이 저하된다(Dew 등, 1996). 따라서 본 연구에서는 심장이식 후 삶의 질에 영향을 미치는 변수로 우울과 심리사회적 적응에 대하여 알아보고자 한다.

사회적 요인에는 건강전문인과의 관계, 주위 사람들의 도움이 포함된다.

지지의 근원으로는 친지나 동료에 의한 사적인 지지와 전문인에 의한 공적인 지지가 있으며(정추자, 1992) 이 중 의료진은 환자와의 밀접한 상호작용을 통한 지지적 의료행위를 제공하는 지지체로써 스트레스의 부적응 반응인 우울을 감소시키고 장기적으로는 삶의 질을 증가시키는 결과를 기대할 수 있다. 따라서 본 연구에서는 심장이식 후 삶의 질에 영향을 미치는 변수로 건강전문인과의 관계를 선택하였다. 마찬가지로 심장이식 수혜자의 가장 강력한 지지체계는 가족, 친구, 이웃을 포함한 주위 사람들로서(Zenati, Morelli, Fabbri & Casarotto, 1988) 이들이 대상자에게 제공하는 도움이 삶의 질에 영향을 미친다는 선행 연구에 의하여(조현숙, 1987; 이숙정, 1993; 이지수, 1997) 변수로 선택하였다.

이러한 예측 변수에 대한 종속 변수인 삶의 질은 주관적, 객관적인 면을 모두 고려해야 한다는 의견이 있으나(George & Bearon, 1980) 개인의 삶의 질은 자신이 가장 잘 판단한다는 가정하에(Ferrance & Power, 1985; Padilla & Grant, 1985), 특히 질환을 가지고 있는 경우 만족할 만한 삶의 질이란 환자가 지각한 육체적 능력의 한계 내에서 얼마만큼 만족할 만한 생활에 도달하고 있는지를 보는 것(박혜자, 1988)임을 고려하였다. 이외에 문헌 고찰 결과 임상에서 평가한 삶의 질이 주로 신체적 안녕, 심리적, 정서적 안녕, 사회적 안녕 및 치료에 대한 만족 등의 영역에 초점을 둔 건강 관련 내용이었고, 이식 후 대부분 면역억제제 투여로 인한 신체상의 변화를 경험한다고 하였다(Jones 등, 1990). 따라서 본 연구에서는 심장이식 후 삶의 질을 신체적 안녕 영역, 진단 및 치료 영역, 정신적 안녕 영역, 사회적 관심 영역, 신체상에 대한 관심 영역에 대한 개인의 지각된 만족으로 정의하였다(〈그림 1〉).

이러한 개념적 기틀을 바탕으로 해서 심장이식 후 삶의 질에 영향을 미치는 요인들을 파악하고자 하며 이를 위한 가설은 다음과 같다.

2. 연구 가설

가설 1: 심장이식 수혜자의 일반적 요인은 이식 후 삶의 질에 영향을 미칠 것이다.

가설 2: 심장이식 수혜자의 심리적 요인은 이식 후 삶의 질에 영향을 미칠 것이다.

가설 3: 심장이식 수혜자의 사회적 요인은 이식 후 삶의 질에 영향을 미칠 것이다.

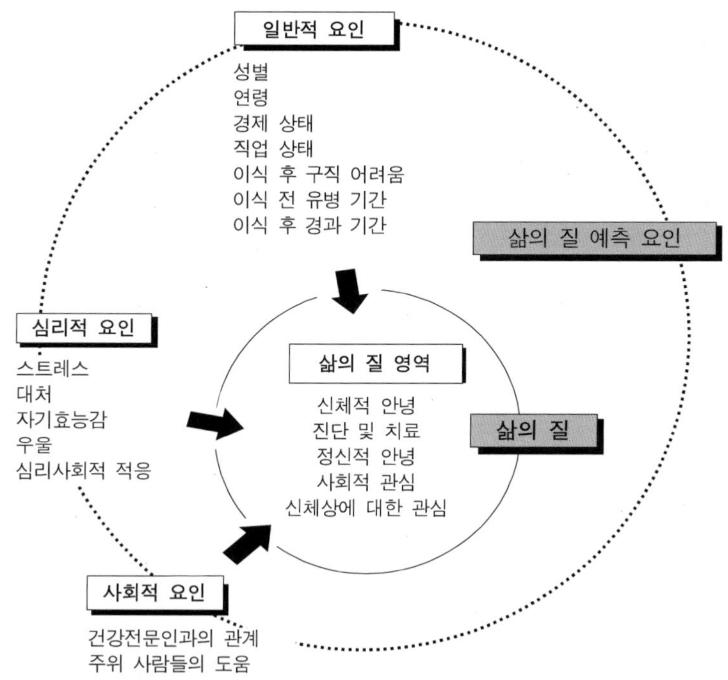

<그림 1> 연구의 개념적 기틀－심장이식 후
삶의 질 예측 모형

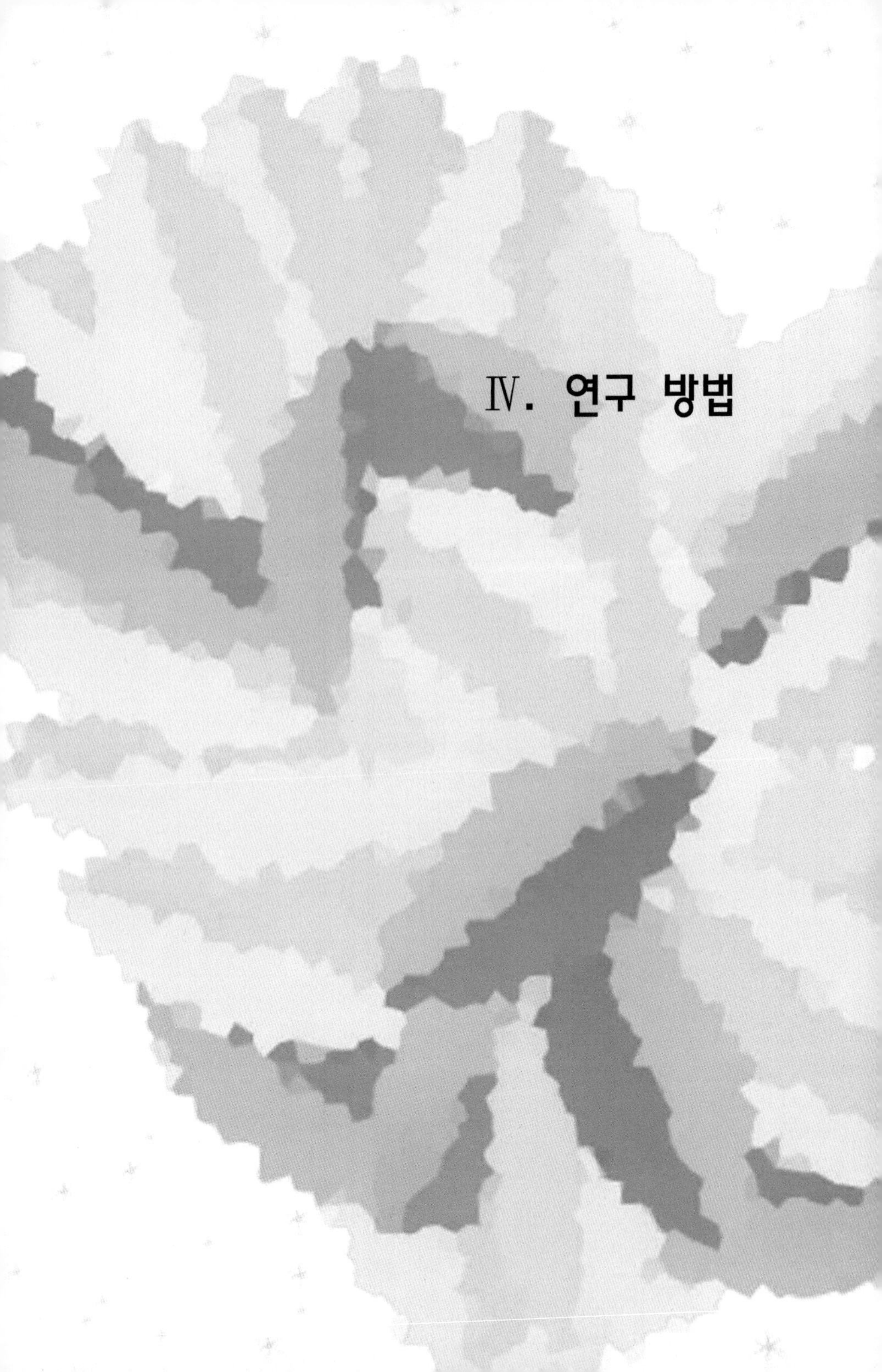
Ⅳ. 연구 방법

Ⅳ. 연구 방법

1. 연구 설계

본 연구는 심장이식 수혜자에게서 횡단적으로 자료를 수집하여 이식 후 삶의 질 예측 요인을 규명하는 서술적 조사 연구이다.

2. 연구 대상

본 연구의 대상자는 서울 시내 1개 대학병원과 1개 종합병원에서 심장이식 수술 후 추후 관리를 받고 있는 수혜자 중에서,

1) 심장이식 후 6개월 이상 경과한 사람.
2) 의식이 명료한 성인.
3) 심장이식 후 면역억제제 투여를 하고 있는 사람.
4) 심장이식 후 심각한 내과적 합병증이 없는 사람.
5) 질문지 내용을 해독할 수 있는 사람으로 본 연구에 참여를 동의한 73명을 대상자로 하였다.

3. 연구 도구

1) 심장이식 관련 스트레스

심장이식 관련 스트레스는 Heart Transplant Stressor Scale(Jalowiec, Grady & Grusk, 1988)에 기초하여 심장내과 전문의에게 자문을 구하여 작성하였다. 개발 당시 81개 문항, 4점 척도였던 도구를 본 연구에서는 우리나라 실정에 맞지 않는 문항을 제외하여 77개 문항, 4점 척도로 구성하였다. 도구의 신뢰도는 $\alpha=0.94$이었다.

2) 대 처

심장이식 수혜자의 대처를 확인하기 위하여 Jalowiec Coping Scale(Jalowiec 등, 1986)를 권경남(1993)이 수정한 28개 문항을 사용하였다. 이 도구는 문제 중심 대처 양상 14개 문항, 정서 중심 대처 양상 14개 문항으로 구성된다. 문제 중심 대처 양상의 14개 문항인 경우 '전혀 하지 않는다'를 1점에서 '항상 그렇다'를 5점으로 점수화한 5점 척도이며, 정서 중심 대처 양상의 14개 문항은 부정적 문항이어서 점수 계산 시 역산하였다. 도구의 신뢰도는 $\alpha=0.78$이었다.

3) 자기효능감

심장이식 수혜자의 자기효능감은 신장이식 수혜자를 대상으로 사용한 도구(이지수, 1997)를 바탕으로 해서 연구자가 문헌 고찰을 통해 수정하여 구성하였다. 이 도구는 10개 문항, 4점 척도로 되어 있다. 본 연구에서는 구체적 자기효능과 일반적 자기효능을 구별하지 않고 사용하였으며 전체 도구의 신뢰도는 α=0.84이었다.

4) 우 울

심장이식 후 우울을 측정하기 위해 20개 문항으로 이루어진 자기 보고식 질문지를 사용하였다. 이 도구는 각 증상에 대하여 그 정도를 가벼운 상태에서 심한 상태까지의 4가지 유형 중에서 선택하도록 되어 있는 Zung(1965)의 자기 평가 우울 척도를 김정희(1987)가 번역한 것이다. 이는 널리 사용되고 있는 우울증 척도로써, 그 타당도와 신뢰도가 이미 보고 된 바 있다. 이들 중 10개 문항은 부정적으로 응답할 때 더 높은 점수를 받도록 되어 있어 역환산하였다. 도구의 신뢰도는 α=0.86이었다.

5) 심리사회적 적응

심장이식 후 심리사회적 적응을 측정하기 위해 선행 도구(Derogatis, 1983; 김인자, 1997)의 문항들에 기초하여 본 연구자가 도구를 작성하였다. 이 도구는 역할 기능 12개 문항, 대인 관계 5개 문항의 5점 척도로 되어 있다. 도구의 신뢰도는 $\alpha=0.90$이었다.

6) 건강전문인과의 관계

건강전문인과의 관계는 관절염 환자를 대상으로 사용한 도구(김인자, 1997)에 기초하여 연구자가 수정하여 측정하였다. 원래 건강 전문인과의 협조적인 관계와 의사결정 기회 정도에 대한 지각의 8개 문항, 3점 척도였으나 유사한 항목을 제외하여 7개 문항, 3점 척도로 구성하였다. 도구의 신뢰도는 $\alpha=0.80$이었다.

7) 주위 사람들의 도움

심장이식 수혜자들이 주위 사람들로부터 받는 도움은 관절염 환자를 대상으로 사용한 도구(김인자, 1997)를 사용하였다. 이 도구는 가족이나 친지들에게 받는 정보적 지지, 도구적 지지, 정서적 지지로 구성되며 8개 문항, 3점 척도이다. 도구의 신뢰도는 $\alpha=0.83$이었다.

8) 심장이식 후 삶의 질

심장이식 후 삶의 질은 조현숙(1987)이 신장이식 수혜자를 대상으로 National Conference on Cancer Nursing에서 제정된

Quality of Life Scale을 번역, 수정한 20개 문항의 도구를 바탕으로 하여 문헌 고찰과 간호학 교수 및 심장내과 전문의의 자문을 통해 연구자가 수정한 도구로 측정하였다. 이 도구는 하위 영역으로 신체적 안녕 영역 5개 문항, 진단 및 치료 영역 6개 문항, 정신적 안녕 영역 4개 문항, 사회적 관심 영역 4개 문항, 신체상에 대한 관심 영역 1개 문항으로 총 20개 문항, 4점 척도로 구성되어 있다. 도구의 신뢰도는 $\alpha=0.88$이었다.

도구의 문항수, 가능한 범위 값, 신뢰도를 〈표 1〉에 제시하였다.

〈표 1〉 도구의 신뢰도

측정 도구	문항수	도구의 범위	Cronbach's α
심장이식 관련 스트레스	77	77-308	0.94
대처	28	28-140	0.78
자기효능감	10	10-40	0.84
우울	20	20-80	0.86
심리사회적 적응	17	17-85	0.90
건강전문인과의 관계	7	7-21	0.80
주위 사람들의 도움	8	8-24	0.83
심장이식 후 삶의 질	20	20-80	0.88

4. 연구 절차

1) 도구 선정

관계 문헌을 참고하여 심장이식 후 삶의 질에 영향을 주는 변수들을 측정하기 위한 여러 도구를 수집한 후 본 연구의 개념에 적합하고 심장이식 수혜자를 대상으로 한 도구들을 중심으로 선정하였다.

심장이식 수혜자를 대상으로 한 선행 연구에서 본 연구에 적합한 도구를 사용한 경우 저자의 동의를 구해 연구자가 도구를 번역하였다. 내용 타당도를 높이기 위하여 간호학 교수와 심장내과 전문의의 자문을 받아 어휘를 수정하였다.

기존 연구에서 심장이식 수혜자를 대상으로 한 도구가 개발되어 있지 않거나 적절하지 않은 도구는 연구자가 선행 연구와 문헌을 참고하여 심장이식 수혜자의 특성에 맞게 수정한 후 역시 간호학 교수와 심장내과 전문의의 자문을 받아 내용 타당도를 높였다. 본 연구에 사용된 모든 도구는 심장이식 수혜자 20명을 대상으로 해서 예비 조사를 한 후 문항을 수정·보완하였다.

2) 자료 수집

자료 수집은 2000년 11월 30일부터 2001년 9월 17일까지 서울

소재 1개 대학병원과 1개 종합병원에서 이루어졌다. 자료 수집을 위해 심장이식술이 시행되는 병원 담당의사의 동의를 구한 후 추후 관리를 위해 심장내과 외래에 내원하는 대상자에게 직접 설문지를 배부하여 회수하는 방법과 우편설문지법을 이용하여 자가보고 식으로 하였다. 대상자에게 설문지를 배부하고 직접 회수한 경우 연구자가 종합병원 심장이식인 모임에서 20명의 대상자에게 설문지를 배부하고 설명한 후 직접 수거하였다. 우편설문지법의 경우 총 75부 중 61부가 회수되어 약 81%의 회수율을 보였으나 응답이 누락된 설문지 8부를 제외한 53부를 분석 대상으로 하였다. 직접 회수한 20부와 우편으로 회수된 53부를 합하여 총 73부의 설문지를 분석하였다. 두 가지 자료 수집 방법 모두 불완전한 응답을 줄이기 위해 설문지 작성 후 문항을 확인하여 바로 응답을 구하거나 누락된 문항에 대해서는 전화로 응답을 구하였다.

5. 자료 분석

수집된 자료는 SPSS 10.0 Package로 분석하였다. 대상자의 일반적인 특성은 실수와 백분율로 산출하였다. 심장이식 후 삶의 질 정도는 평균과 표준편차, 평균 평점을 구하였고 대상자의 일반적 특성에 따른 삶의 질 정도는 t-test, ANOVA로 알아보았다. 삶의 질과 각 변수들과의 관계는 Pearson correlation coefficient를

구하여 알아보았으며 심장이식 후 삶의 질에 영향을 미치는 변수
는 단계적 다중회귀분석(Stepwise multiple regression analysis)
으로 검증하였다. 도구의 신뢰도는 Cronbach's α로 분석하였다.

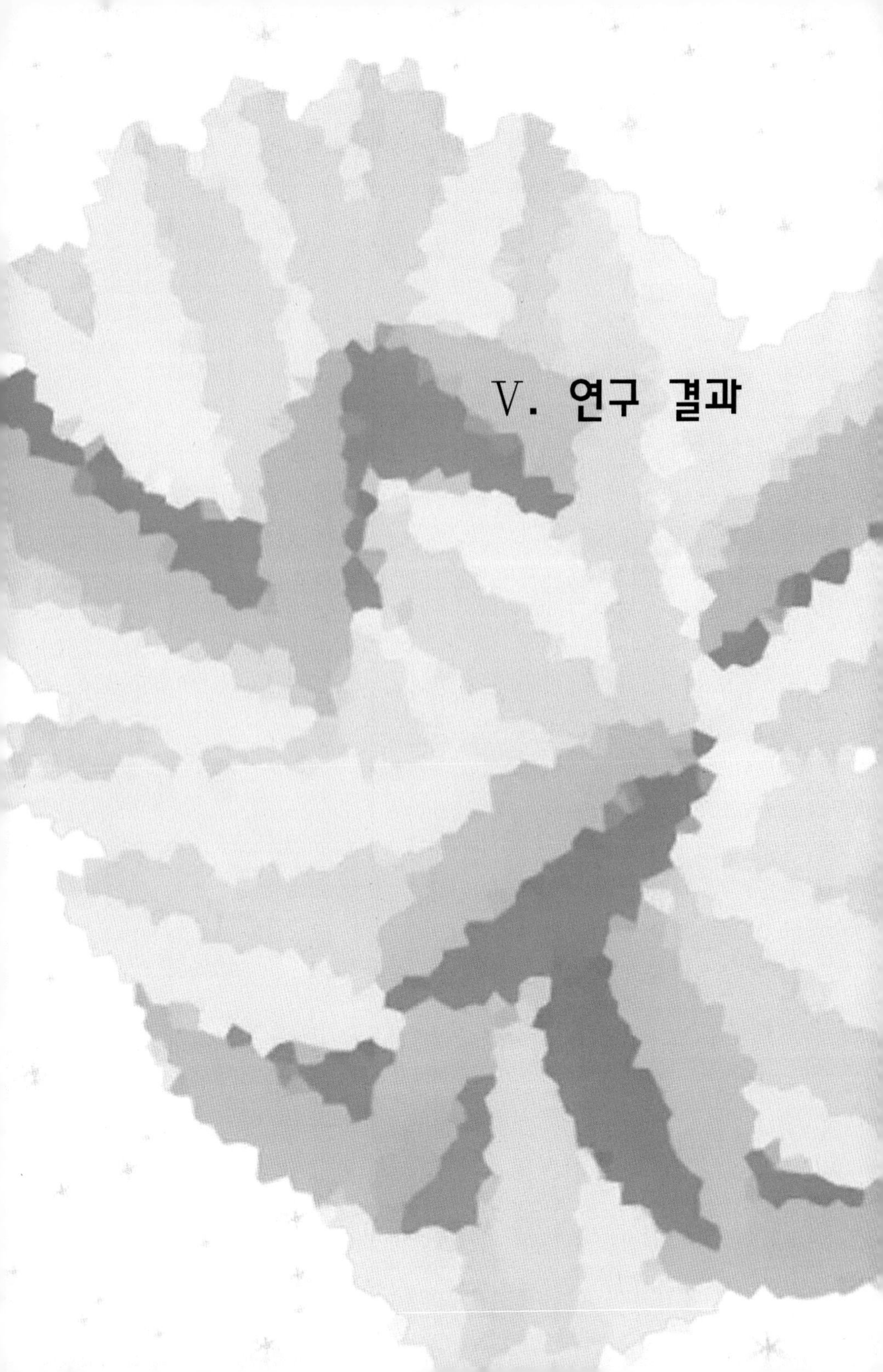

V. 연구 결과

Ⅴ. 연구 결과

1. 대상자의 일반적 특성

대상자의 성별 분포를 보면 남자 62명, 여자 11명으로 심장이식 대상자의 약 85%가 남자임을 알 수 있다. 대상자의 연령은 평균 43.2세로 17세에서 63세까지 분포하며 40세 이상이 전체의 64.3%를 차지하였다. 대부분이(82.2%) 결혼하였으며 83.6%의 대상자가 고등학교 졸업 이상의 학력을 가지고 있었다. 수입은 월 200만 원 이하가 71.2%를 차지하였으며 현재 경제 상태에 대해서는 '생활하기에 매우 힘들다'와 '다소 어렵다'라고 응답한 경우가 전체의 58.9%였다. 의료 혜택 종류로는 의료보험이 68.4%였고, 의료보호는 28.8%였다. 이식 전 진단명은 확장성 심근병증이 가장 많았으며(84.9%), 다음이 협심증과 심근경색증을 포함한 관상동맥질환(5.5%)이었다. 진단 후 이식까지의 유병 기간은 최저 6개월에서 최고 10년까지 분포하였으며 평균 3년 7개월이었다. 이식 후 경과 기간은 평균 3년 8개월로, 1년 미만인 경우가 6.8%, 7년 이상인 경우는 11.0%였다. 모든 대상자가 이식 후 면역억제제를 투여하고 있었으며, 이중 세 가지를 투여하는 경우(67.1%)가 가장 많았다. 대상자의 직업 여부를 보면 이식 전에는 직업이 있는 경우가 72.6%였으나, 이식 후에는 53.4%로 감소한 것을 알 수 있다. 또한 이식 후 직업을 갖는데 어려움이 있는지에 대하여 질문한 경우 대상자의 79.5%가 '있다'라고 응답하였다(〈표 2〉).

<표 2> 대상자의 일반적 특성

(N=73)

변 수	항 목	실수(명)	%
성 별	남	62	84.9
	여	11	15.1
연 령 (평균: 43.2세)	<20	4	5.5
	20-29	6	8.3
	30-39	16	21.9
	40-49	22	30.1
	50-59	18	24.6
	60-69	7	9.6
결혼 상태	미혼	11	15.0
	기혼	60	82.2
	이혼 및 사별	2	2.8
교육 정도	국졸 이하	4	5.4
	중졸	8	11.0
	고졸	42	57.5
	대졸 이상	19	26.1
종 교	있다	49	67.2
	없다	24	32.9

변 수	항 목	실수(명)	%
월수입	<100	26	21.9
	<200	36	49.3
	<300	16	22.0
	≥300	5	6.8
경제 상태	매우 어려움	18	24.7
	다소 어려움	25	34.2
	보통	24	32.9
	충분	6	8.2
의료 혜택	의료보호	21	28.8
	의료보험	50	68.4
	기타	2	2.8
이식 전 진단	확장성 심근병증	62	84.9
	관상동맥질환	4	5.5
	기타	7	9.6
이식 전 유병 기간 (평균: 3년 7개월)	<1년	15	20.7
	1-3	25	34.2
	3-5	12	16.4
	5-7	7	9.6
	≥7	14	19.1
이식 후 경과 기간 (평균: 3년 8개월)	<1년	5	6.8
	1-3	27	36.9
	3-5	20	27.4
	5-7	13	17.9
	≥7	8	11.0
면역억제제 수	2	21	28.8
	3	49	67.1
	≥4	3	4.1
이식 전 직업	있다	53	72.6
	없다	20	27.4
이식 후 직업	있다	39	53.4
	없다	34	46.6
이식 후 구직 어려움	있다	59	80.9
	없다	14	19.1

2. 삶의 질 정도

1) 심장이식 후 삶의 질 정도

심장이식 후 삶의 질 정도는 총 20개 문항 4점 척도로 최저 20점에서 최고 80점까지 분포할 수 있다. 분석 결과 심장이식 후 삶의 질은 총 평균 51.59점, 평균 평점 2.55로 보통 이상으로 나타났다.

삶의 질을 구성하는 5개 영역별 평균 평점은 신체적 안녕이 2.35, 진단 및 치료가 2.76, 정신적 안녕이 2.54, 사회적 관심이 2.60, 신체상에 대한 관심은 2.07로, 삶의 질 정도가 가장 높은 영역은 진단 및 치료 영역이었고, 가장 낮은 영역은 신체상에 대한 관심 영역이었다(〈표 3〉).

〈표 3〉 심장이식 후 삶의 질 정도

영 역	문항수	총 평균± 표준편차	평균 평점± 표준편차
신체적 안녕	5	11.90±2.54	2.35±1.01
진단 및 치료	6	16.53±3.76	2.76±1.03
정신적 안녕	4	10.18±2.92	2.54±0.91
사회적 관심	4	10.41±2.73	2.60±0.92
신체상에 대한 관심	1	2.07±0.93	2.07±0.93
삶의 질	20	51.59±10.58	2.55±0.99

2) 대상자의 일반적 특성에 따른 삶의 질 정도

심장이식 수혜자의 일반적 특성에 따라 분석된 삶의 질 정도는 다음과 같다(〈표 4〉).

먼저 일반적 특성에 따른 전체 삶의 질 정도는 수혜자의 경제 상태별, 직업 상태별, 이식 후 구직 어려움 유무에 따라 유의한 차이가 있었으나 성별, 연령별, 결혼 상태별, 교육 정도별, 종교 유무, 이식 전 유병 기간과 이식 후 경과 기간, 면역억제제 수에 따라서는 유의한 차이가 없었다.

일반적 특성과 삶의 질 5개 영역에 따른 차이는 다음과 같다.

성별에 따른 삶의 질 총점은 남자가 52.54점, 여자가 46.50점 으로 남자가 여자보다 심장이식 후 삶의 질이 높았으나 통계상으로 유의한 차이는 없었다. 삶의 질 5개 영역 중에서 여자가 남자보다 신체상에 대한 관심영역에서 삶의 질이 유의하게 낮았다.

수혜자의 결혼상태는 삶의 질 영역 중 진단 및 치료 영역과 정신적 안녕 영역에서 차이가 있었다. 두 영역 모두에서 이혼 및 사별한 집단이 미혼인 집단과 기혼인 집단보다 삶의 질 정도가 낮았다.

경제 상태에 따라서는 생활하기에 매우 어려운 집단이 정신적 안녕 영역과 사회적 관심 영역 그리고 전체 삶의 질에서 정도가 낮았다.

면역억제제 수에 따라서는 삶의 질 영역 중 신체적 안녕 영역에서 적게 투여한 집단과 많이 투여한 집단 간에 차이가 있었다.

또한 이식 후 직업이 없는 집단이 직업이 있는 집단보다 사회적 관심 영역을 제외한 모든 영역에서 삶의 질 정도가 낮음을 알 수 있었다.

이식 후 구직 어려움에 있어서는 어려움이 있는 집단이 어려움이 없는 집단보다 삶의 질 모든 영역에서 삶의 질 정도가 낮았다.

<표 4> 대상자의 일반적 특성에 따른 삶의 질 정도

(N=73)

삶의 질 영역 변 수	신체적 안녕	진단 및 치료	정신적 안녕	사회적 관심	신체상에 대한 관심	전체 삶의 질
성별						
남자	12.11	16.77	10.33	10.56	2.20	52.54
여자	10.80	15.18	9.27	9.54	1.27	46.50
F 또는 t	2.29	1.69	1.25	1.31	10.69	2.83
p-value	.136	.197	.267	.256	.002*	.098
연령						
<20						
20-29	14.00	14.20	10.40	11.30	1.80	61.00
30-39	11.57	15.38	11.06	10.75	2.31	51.14
40-49	11.45	17.45	9.95	10.14	2.18	51.18
50-59	12.06	16.94	9.72	10.06	1.78	50.56
60-69	13.00	18.57	9.71	10.14	2.29	53.71
F 또는 t	.91	2.42	.56	.46	1.10	.51
p-value	.467	.057	.696	.763	.364	.731
결혼 상태						
미혼	10.00	14.00	10.09	10.63	1.82	51.00
기혼	12.05	17.10	10.37	10.50	2.15	52.17
이혼 및 사별	8.50	13.50	5.00	6.50	1.00	34.50
F 또는 t	2.26	4.17	3.51	2.20	1.99	2.86
p-value	.114	.019*	.035*	.119	.144	.065
교육 정도						
국졸 이하	10.25	15.00	9.00	8.50	1.50	42.75
중졸	11.60	18.00	9.88	10.25	1.75	54.00
고졸	12.00	16.36	10.45	10.79	2.11	51.80
대졸 이상	11.93	16.42	9.84	9.95	2.21	51.14
F 또는 t	.49	.81	.81	1.07	.69	.84
p-value	.776	.547	.547	.384	.628	.529

변 수 \ 삶의 질 영역	신체적 안녕	진단 및 치료	정신적 안녕	사회적 관심	신체상에 대한 관심	전체 삶의 질
종교						
있다	11.69	16.16	10.22	10.53	2.02	51.05
없다	12.33	17.29	10.08	10.17	2.17	52.67
F 또는 t	.89	1.46	.04	.28	.39	.33
p-value	.349	.231	.848	.596	.533	.571
경제 상태						
매우 어려움	11.29	16.00	9.28	9.67	2.00	48.23
다소 어려움	12.20	16.12	9.88	9.96	1.96	50.70
보통	11.70	16.70	10.25	10.54	2.04	51.85
충분	13.33	19.17	13.83	14.00	2.83	63.17
F 또는 t	1.10	1.23	4.33	4.82	1.53	3.36
p-value	.359	.304	.007*	.004*	.215	.025*
이식 전 유병 기간						
<1년	11.45	15.47	10.13	10.53	1.80	50.72
1-3	12.00	15.80	9.76	10.04	1.92	49.57
3-5	11.55	19.00	11.08	11.33	2.08	55.73
5-7	13.17	17.57	11.86	11.57	3.00	58.00
≥7	11.86	16.36	9.36	9.57	2.14	49.29
F 또는 t	.50	2.10	1.30	1.12	2.41	1.38
p-value	.735	.091	.280	.353	.057	.252
이식 후 경과 기간						
<1년	12.00	16.40	10.60	10.80	2.40	52.20
1-3	12.21	16.59	10.30	10.15	2.19	52.00
3-5	11.07	15.05	9.65	9.95	1.75	47.47
5-7	11.83	18.00	10.15	10.77	2.08	53.25
≥7	12.71	17.75	10.88	11.63	2.25	55.71
F 또는 t	.62	.20	.88	.62	.46	.46
p-value	.623	.203	.875	.615	.459	.460

변 수 \ 삶의 질 영역	신체적 안녕	진단 및 치료	정신적 안녕	사회적 관심	신체상에 대한 관심	전체 삶의 질
면역억제제 수						
2	11.21	16.29	9.29	10.00	2.00	49.16
3	11.95	16.41	10.37	10.47	2.06	51.78
≥4	15.67	20.33	13.33	12.33	2.67	64.33
F 또는 t	4.46	1.64	2.99	.995	.669	2.85
p-value	.016*	.202	.056	.375	.516	.066
이식 후 직업 상태						
있다	12.85	17.90	10.82	10.82	2.33	55.18
없다	10.79	14.97	9.44	9.94	1.76	47.38
F 또는 t	12.09	12.84	4.24	1.91	7.34	9.70
p-value	.001*	.001*	.043*	.171	.008*	.003*
이식 후 구직 어려움						
있다	11.52	15.94	9.70	9.91	1.88	49.10
없다	13.38	10.21	12.29	12.57	2.92	61.15
F 또는 t	5.99	9.53	9.85	12.28	17.70	16.82
p-value	.017*	.003*	.002*	.001*	.000*	.000*

* p<.05

3. 삶의 질과 제 변수와의 상관관계

〈표 5〉에서 보는 바와 같이 심장이식 후 삶의 질과 성별, 연령, 이식 전 유병 기간과 이식 후 경과 기간을 제외한 수혜자의 경제

상태, 직업 상태, 이식 후 구직 어려움, 스트레스, 대처, 자기효능감, 우울, 건강전문인과의 관계, 주위 사람들의 도움과는 통계적으로 유의한 상관관계가 있는 것으로 나타났다.

구체적으로 살펴보면 이식 후 삶의 질과 직업 상태, 스트레스, 우울, 심리사회적 적응과는 음의 관계가 있었고, 경제 상태, 이식 후 구직 어려움, 대처, 자기효능감, 건강전문인과의 관계, 주위 사람들의 도움과는 양의 관계가 있었다.

이는 이식 후 직업이 없는 경우, 스트레스와 우울이 클수록 그리고 이식 후 심리사회적 적응이 어려울수록 삶의 질이 낮아지는 것을 의미한다. 또한 경제 상태가 좋을수록, 이식 후 직장을 구하는데 어려움이 없을수록, 자기효능감이 클수록, 이식 후 대처를 잘할수록, 건강전문인과의 관계가 좋을수록 그리고 주위 사람들의 도움을 많이 받을수록 이식 후 삶의 질이 높아짐을 의미한다.

<표 5> 삶의 질과 제 변수와의 상관관계

변 수	r	p
성별	-.211	.098
연령	.030	.817
경제 상태	.319	.011**
직업 상태	-.370	.003**
이식 후 구직 어려움	.465	.000**
이식 전 유병 기간	.038	.769
이식 후 경과 기간	.081	.526
스트레스	-.577	.000**
대처	.461	.000**
자기효능감	.712	.000**
우울	-.815	.000**
심리사회적 적응	-.763	.000*
건강전문인과의 관계	.330	.008**
주위 사람들의 도움	.266	.035*

* $p<.01$, ** $p<.05$

4. 삶의 질 예측 요인 가설 검증

1) 가설 1: 심장이식 수혜자의 일반적 요인은 이식 후 삶의 질에 영향을 미칠 것이다.

심장이식 수혜자의 일반적 요인이 이식 후 삶의 질에 미치는 영향을 확인하기 위하여 단계적 다중회귀분석을 이용하여 각 독립 변수가 종속 변수에 어떠한 영향력을 가지며 그 설명력이 어느 정도인지를 분석하였다.

심장이식 수혜자의 일반적 요인에는 성별, 연령, 경제 상태, 직업 상태, 이식 후 구직 어려움, 이식 전 유병 기간, 이식 후 경과 기간이 포함된다.

다중회귀분석 결과 이식 후 구직 어려움만이 심장이식 후 삶의 질에 영향을 미치는 것으로 나타났고 설명력은 14.7%였다. 따라서 가설 1은 채택되었다(〈표 6〉).

$$y = 52.900 + 10.835 \times 이식 \ 후 \ 구직 \ 어려움$$

<표 6> 심장이식 수혜자의 일반적 요인이 이식 후 삶의 질에 미치는 영향

변 수 \ 측정값	Partial R^2	Cumulative R^2	Standard Beta	F	p
이식 후 구직 어려움	.147	.147	.418	3.087	.003*
성별	.030		-.164	-1.325	.191
연령	.007		-.079	-0.649	.519
경제 상태	.011		.107	0.817	.418
직업 상태	.028		-.173	-1.276	.207
이식 전 유병 기간	.017		-.133	-0.996	.323
이식 후 경과 기간	.000		.001	0.007	.995

* p<.05

2) 가설 2: 심장이식 수혜자의 심리적 요인은 이식 후 삶의 질에 영향을 미칠 것이다.

심장이식 수혜자의 심리적 요인에는 스트레스, 대처, 자기효능감, 우울, 심리사회적 적응이 포함되고 가설 검증을 위하여 단계적 다중회귀분석을 하였다.

〈표 7〉과 같이 심리적 요인 중에서 우울, 심리사회적 적응, 자기효능감이 이식 후 삶의 질에 영향을 미치는 유의한 예측 변수로 나타났다.

각 변수별 설명력은 우울이 심장이식 후 삶의 질을 16.1% 설명하였고 심리사회적 적응은 15.5%를 그리고 자기효능감은 13.6%를 설명하였다.

따라서 가설 2는 채택되었다.

$$y = 73.794 - 0.382 \times 우울 - 0.257 \times 심리사회적 \quad 적응 + 0.467 \times 자기효능감$$

<표 7> 심장이식 수혜자의 심리적 요인이 이식 후 삶의 질에 미치는 영향

변 수 \ 측정값	Partial R^2	Cumulative R^2	Standard Beta	F	p
우울	.162	.162	-.343	-2.776	.008*
심리사회적 적응	.155	.317	-.329	-2.708	.010*
자기효능감	.137	.454	.240	2.522	.016*
스트레스	.067		-.158	-1.696	.098
대처	.000		-.010	-0.111	.912

* p<.05

3) 가설 3: 심장이식 수혜자의 사회적 요인은 이식 후 삶의 질에 영향을 미칠 것이다.

심장이식 수혜자의 사회적 요인에는 건강전문인과의 관계와 주위 사람들의 도움이 포함되며 이러한 변수들이 이식 후 삶의 질에 영향을 미치는지에 대하여 단계적 다중회귀분석을 하였다.

분석 결과 사회적 요인 중 심장이식 후 삶의 질에 영향을 미치는 유의한 예측 변수는 건강전문인과의 관계만으로 나타났고 이식 후 삶의 질을 6.4% 설명하였다.

따라서 가설 3은 채택되었다(〈표 8〉).

$$y = 26.351 + 0.945 \times 건강전문인과의\ 관계$$

〈표 8〉 심장이식 수혜자의 사회적 요인이 이식 후 삶의 질에 미치는 영향

변　수	Partial R^2	Cumulative R^2	Standard Beta	F	p
건강전문인과의 관계	.064	.064	.267	2.028	.047*
주위 사람들의 도움	.023		.159	1.210	.231

* $p < .05$

5. 심장이식 후 삶의 질 예측 모형

이상에서 가설 1, 가설 2, 가설 3을 통해 심장이식 후 삶의 질 예측 변수들을 알아보았다.

가설 검증 결과 가설 1에서 일반적 요인의 이식 후 구직 어려움이, 가설 2에서 심리적 요인의 우울, 심리사회적 적응, 자기효능

감이 그리고 가설 3에서 사회적 요인의 건강전문인과의 관계가 심장이식 후 삶의 질에 유의한 영향을 미치는 예측 변수들이었다.

이를 바탕으로 최종적인 심장이식 후 삶의 질 예측 모형을 만들면 〈그림 2〉와 같다.

최종 모형의 총 설명력은 72.7%였다.

변수별 설명력을 보면, 일반적 요인의 이식 후 구직 어려움이 심장이식 후 삶의 질을 14.7%를 설명하였고, 심리적 요인의 우울은 16.2%를, 심리사회적 적응은 15.5%를, 자기효능감은 13.7%를 설명하였다. 그리고 사회적 요인의 건강전문인과의 관계는 심장이식 후 삶의 질을 6.4% 설명하였다.

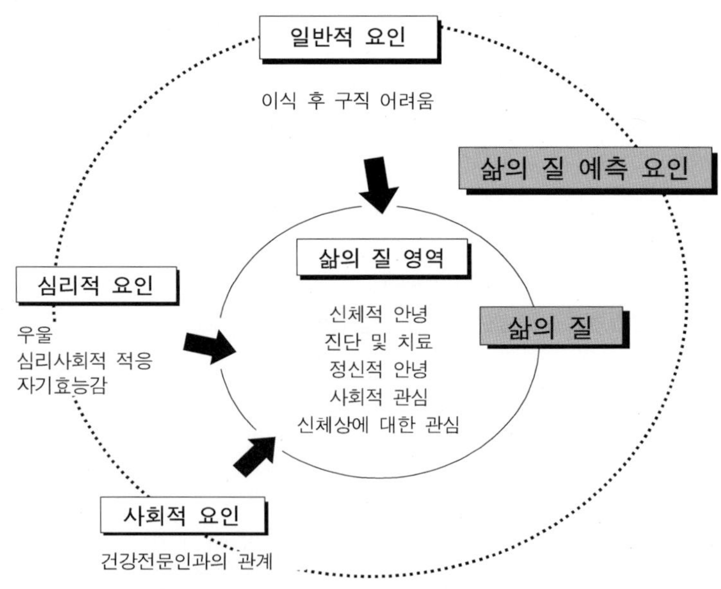

<그림 2> 심장이식 후 삶의 질 예측 모형

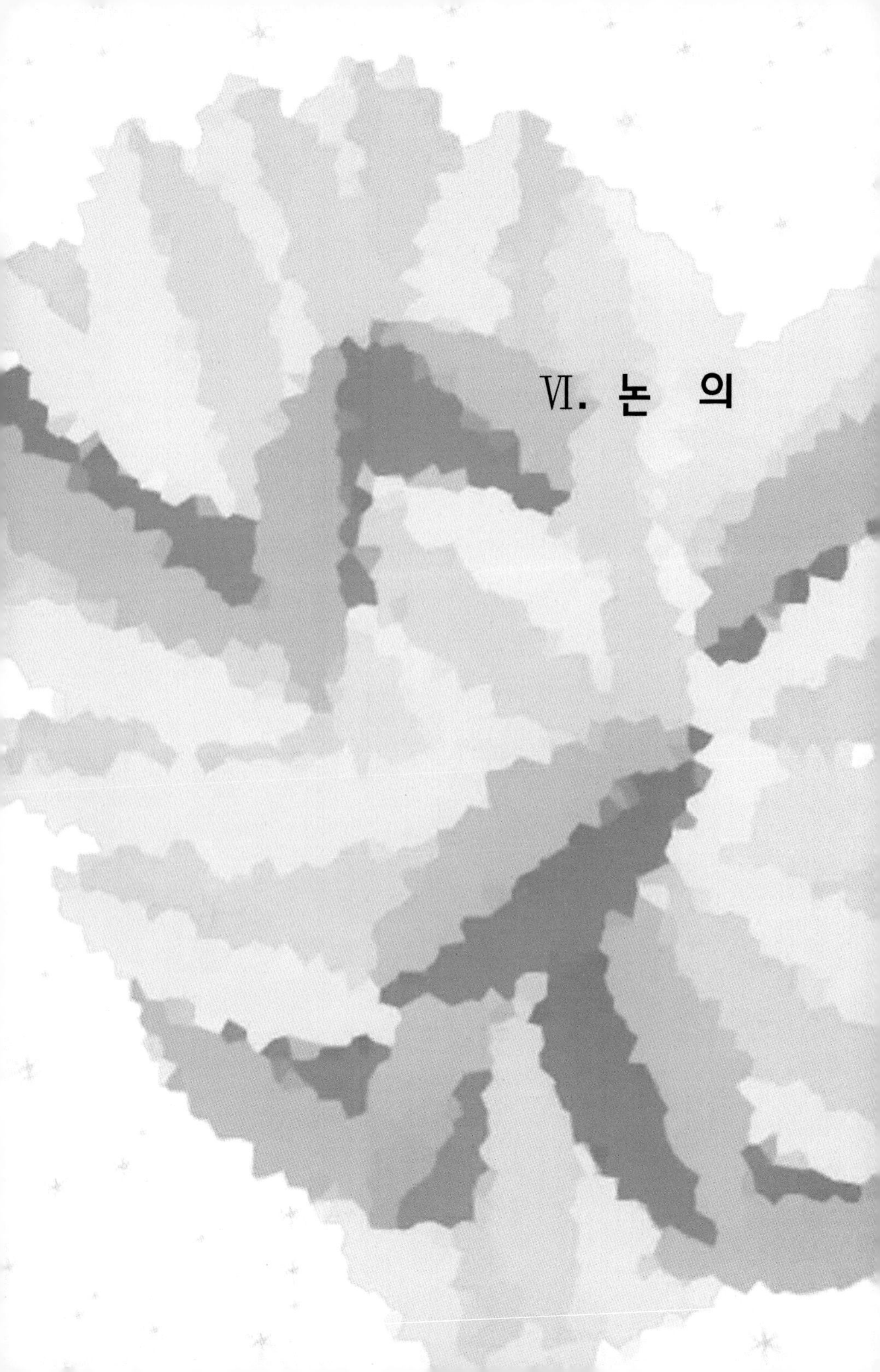
Ⅵ. 논 의

Ⅵ. 논 의

　심장이식 후 주요 목표는 수혜자로 하여금 신체적, 정신적, 사회적 문제에 대한 접근방식을 함양시켜 효과적으로 대처하고 이식 후 생활을 관리하는 능력을 길러 삶의 만족도를 높이는데 있다. 이는 심장이식이 가지고 있는 스트레스 상황에서 대상자의 삶의 질 행위패턴에 영향을 주는 요인 탐색의 필요성을 시사하는 것으로, 관련 요인의 규명을 위한 실증적 연구의 타당성을 지지하고 있다.

　심장이식 후 삶의 질과 관계가 있는 변수로 스트레스, 대처, 우울, 심리사회적 적응, 사회적 지지, 연령, 성별 등이 여러 연구에서 고려되었으나 이에 대한 연구 결과가 일치되고 있지 않아 삶의 질을 설명할 수 있는 예측 요인을 규명하는 것이 필요하다. 따라서 본 연구에서는 심장이식 후 삶의 질에 영향을 미친다고 추론되는 변수들 중 스트레스, 대처, 자기효능감, 우울, 심리사회적 적응, 건강전문인과의 관계, 주위 사람들의 도움의 변수를 선택하여 이들 변수가 심장이식 후 삶의 질에 영향을 미치는지 검증하여 중재 변수로서의 가능성을 평가하고자 하였다. 아울러 일반적 특성에 따라서도 심장이식 후 삶의 질에 차이가 있는지 검증하였다.

1. 삶의 질 정도

본 연구에서 심장이식 후 삶의 질 정도는 최소 20점에서 80점까지 분포할 수 있다. 심장이식 후 삶의 질 정도는 평균이 51.59점으로, 같은 도구를 신장이식 수혜자에게 사용한 조현숙(1987)의 연구에서 제시된 66.84점보다 낮다.

자신의 심장을 상실하고 누군가의, 질병이나 사고, 심지어 자살한 사람의 심장을 이식 받아야 한다는 것은 수혜자의 자아 개념을 위협하게 된다. 실제로 심장이식 수혜자들은 다른 장기 수혜자에 비해 장기 제공자의 죽음에 대하여 죄의식의 감정이 심하고 (Rauch & Knee, 1989) 사망한 장기 제공자의 어떤 특성까지도 이식되는 것 같은 '심리적인 이식'을 경험함으로써 심한 심리적 긴장에 직면하게 된다(Rogers, 1984). 또한 신장이식과는 달리 이식 후 심장이 제대로 기능하지 못하면 다른 선택이 없다는 점에서 평생 동안 투약, 감염조절, 식이요법, 운동 등을 포함한 추후 관리를 엄격하게 지켜야 하므로 다른 장기 이식보다 전반적인 삶의 질 정도가 낮아지는 것으로 보인다.

영역별로 삶의 질 정도를 보면 만족도가 가장 낮은 영역은 신체상에 대한 관심 영역이었고 가장 높은 영역은 진단 및 치료 영역이었다. 이러한 결과는 Grady, Jalowiec과 White-Williams(1999)의 연구 결과와 일치하는 것이다. 이는 모든 대상자가 면역억제제 투여로 인해 부종과 여드름, 다모증 등의 부작용을 경험하고 있어서 자신의 신체상에 대한 관심 영역에서 만족도가 낮고 심장이식과 관련하여 의료진에게서 받는 치료와 간호에 대해서는 만족하고 있음을 의미한다. 이명선(1999)도 신장이식 수혜자들의 대부분이 면역억제제 부작용과 관련된 외모 문제를 가지고 있고 특히, 미혼의 경우 크게 문제가 될 수 있어 자아 존중감의 상실뿐 아니라 스스로 친구 관계 등 사회 활동을 멀리하여 고립감까지 가질 수 있다고 하였다.

한편 수혜자의 일반적 특성 중 심장이식 후 삶의 질과 유의한 차이를 나타낸 항목은 수혜자의 경제 상태와 직업 상태, 이식 후 구직 어려움의 3개 항목이다. 이러한 결과는 경제 상태가 나쁜 경우, 이식 후 직업이 없는 경우, 이식 후 직업을 구하는데 어려움이 있는 경우 삶의 질이 낮았다고 보고한 선행 연구와 일치하는 것이다(Bunzel, Grundbock, Laczkovics, Holzinger & Teufelsbauer, 1991; Rosenblum, Rosen, Pine, Rosen & Borg-Stein, 1993; Notova, Schreinerova, Schramekova, Bass & Fabian, 1997).

2. 심장이식 후 삶의 질 예측 요인

심장이식 후 삶의 질 예측 변수는 문헌 고찰과 선행 연구를 통해 선택하였다.

선행 연구에서 제시된 심장이식 후 삶의 질 예측 변수들은 일반적 요인의 성별, 연령, 경제 상태, 직업 상태, 이식 후 구직 어려움, 이식 전 유병 기간, 이식 후 경과기간과 심리적 요인의 스트레스, 대처, 자기효능감, 우울, 심리사회적 적응 그리고 사회적 요인의 건강전문인과의 관계, 주위 사람들의 도움이었다. 이중 심장이식 후 삶의 질에 유의한 영향을 미친 변수는 일반적 요인에서는 이식 후 구직 어려움, 심리적 요인에서는 우울, 심리사회적 적응, 자기효능감 그리고 사회적 요인에서는 건강전문인과의 관계였다. 각각의 설명력은 우울이 심장이식 후 삶의 질을 16.2% 설명하여 가장 많은 영향을 미치는 것으로 나타났다. 그 다음으로 심리사회적 적응(15.5%), 이식 후 구직 어려움(14.7%), 자기효능감(13.7%), 건강전문인과의 관계(6.4%) 순이었다. 이러한 요인별 예측 변수들은 심장이식 후 삶의 질을 총 72.7% 설명하였다.

1) 우울, 심리사회적 적응

심리적 요인의 우울과 심리사회적 적응은 심장이식 후 삶의 질을 16.2%, 15.5% 설명하여 첫 번째, 두 번째로 영향을 미치는 변수로 나타났다. 이 결과는 이식 후 초기에는 신체적 측면의 개선으로 삶의 질 점수가 유의하게 증가하나 시간이 지날수록 우울이 증가하여 심리사회적 적응을 어렵게 하고 삶의 질에 영향을 미친다는 선행 연구 결과와 일치한다(Bunzel & Laederach-Hofman, 1999; Zipfel, Lowe, Schneider, Herzog & Bergmann, 1999).

심장이식 후 우울이나 심리사회적 적응은 이식 후 경과 기간과 밀접한 관계가 있다(Fisher, Lake, Reutzel & Emery, 1995). 본 연구에서도 이식 후 시간이 경과할수록 우울이 증가하였고 특히 여자의 경우 남자보다 이식 후 시간이 지날수록 우울이 더 심해짐을 알 수 있었다.

이러한 이식 후 우울과 심리사회적 적응 문제는 합병증, 면역억제제 투여와 관련된 신체적 문제, 경제적 문제, 가족 및 사회관계 변화, 불확실한 미래 등이 복합적으로 작용하여 나타난 것으로 보인다. 즉 심장이식 후 수혜자들은 신체적인 측면뿐만 아니라 모든 것이 질환을 갖기 이전으로 돌아갈 것으로 기대하나 이식 후 여러 가지 문제가 발생하고 이로 인해 우울, 심리사회적 부적응 등의 장애를 경험하는 것으로 생각된다.

선행 연구와 본 연구 결과를 통해 심장이식 후 삶의 질에 영향을 미치는 가장 강력한 요인은 심리적인 것으로, 이식으로 인해 이식 전 삶의 질에 가장 강하게 영향을 미치던 신체적인 측면이 개선되면서 이식 후에는 우울 같은 정서장애와 심리적 적응이 강한 영향 요인으로 자리 잡고 있음을 알 수 있다.

우울과 심리사회적 적응의 문제는 이식과 관련된 일련의 과정에서 이식 전부터 존재하여 이식 후에도 지속적으로 삶의 질에 영향을 미치므로 이식 전 단계에서부터 심장이식 수혜자의 우울과 심리사회적 적응에 대한 사정과 중재가 이루어져야 할 것이다.

2) 이식 후 구직 어려움

심장이식 후 삶의 질 예측 요인을 보면 많은 연구에서 직업 상태와 이식 전 직장으로의 복귀 그리고 구직 어려움을 들고 있다. 본 연구에서는 이식 후 구직 어려움만이 심장이식 후 삶의 질에 유의한 영향을 미치는 것으로 나타났다.

심장이식 후 성공적인 이식을 유지하기 위하여 치료지시의 이행이 필수적인데 엄격한 투약의 실천, 철저한 추후 검사의 이행과 외래 내원 등이 포함된다. 그런데 이러한 치료지시 이행은 시간 소모가 많고 장기적인 과정을 거쳐야 하는 등 지출은 급증하게 되는 반면 이식 후 직업의 상실, 소득감소로 인해 경제적 부담은 커지게 된다. 게다가 수혜자가 가정의 주 수입원일 경우 더 심한 경제적 부담을 느끼게 된다. 따라서 심장이식 후 수혜자들은 이전 직업으로 복귀하거나 새로운 직장을 구하는 것이 더욱 더 절실할 수 있다. 하지만 심장이식 후 직업 복귀는 여러 연구에서 지적하고 있듯이 평균 45%만이 전일제 직업으로 복귀하여(Mai, 1993) 구직의 어려움과 이로 인한 경제적 부담은 이식 후 문제로 남게 된다(Baumann, Young & Egan, 1992).

심장이식 수혜자의 대부분이 한 가정의 경제적 주체자인 남자가 많고 평균 연령이 40-50대로 이식 후에도 여전히 일할 수 있는 연령이라는 점에서 이식 후 생산적인 지역사회의 구성원 역할을 담당할 수 있도록 이식 후 직업 복귀에 대한 추후 연구와 관심이 필요하다.

3) 자기효능감

본 연구에서 심장이식 후 삶의 질을 13.7% 설명한 자기효능감은 다른 변수들에 비해 심장이식 수혜자를 대상으로 한 삶의 질 선행 연구에서 예측 요인으로 조사되지 않거나 유의한 영향이 없는 것으로 보고 되었다. 하지만 위암 환자나 혈액 투석 환자 그리고 신장이식 수혜자를 대상으로 한 삶의 질 관련 연구에서는 삶의 질 예측 변수로 자기효능감을 제시하고 있다(방활란, 1991; 오복자, 1994; 박영희, 1998).

Lazarus와 Folkman(1984)은 스트레스가 부적응에 직접적인 영향을 미치기보다는 자기효능감이나 대처 과정 등의 매개 변수에 의해 효과가 달리 나타나게 된다고 하였다. 즉 스트레스를 유빌힐 수 있는 잠재력이 있는 자극은 개인이 그것을 위협적인 것으로 평가했을 때야 비로소 스트레스로 작용하며, 이에 대해 어떻게 대처할 것인가도 자신이 특정한 상황에서 무엇을 할 수 있으며 그런 시도가 어떤 결과를 가져온다고 평가하느냐에 따라 결정된다고 하였다. 이러한 자기효능감은 스트레스와 부적응을 매개로 하여 스트레스의 부정적인 효과를 감소시킬 뿐 아니라(Manning & Wright, 1983) 스트레스에 후속하는 대처에도 결정적인 역할을 하므로(Bandura, 1977) 앞으로 심장이식 수혜자의 자기효능감과 삶의 질에 대한 연구가 이루어져야 할 것으로 생각한다.

4) 건강전문인과의 관계

본 연구에서 심장이식 수혜자와 건강전문인과의 관계는 이식 후 삶의 질을 6.4% 설명하였다. 이 결과는 건강전문인과의 관계가 심장이식 후 삶의 질을 9% 설명한 Grady, Jaloweic과 White-Williams(1999)의 결과와 유사하다.

심장이식은 이식 후에도 평생 동안 지속적인 추후 관리가 요구되므로 이식 후 삶의 질은 건강전문인과의 관계에 의해 영향 받을 수 있다.

사회적 지지는 인생의 의미에 대한 개인의 느낌을 고무시킴으로써 스트레스의 충격을 완화하여 적응을 도와주는 건강 분야의 중요한 자원이다. 특히 감염 및 거부 반응 예방, 지속적인 면역억제제 투여 등의 추후 관리를 해야 하는 심장이식 후와 같은 상황에서 가장 영향력 있는 지지원은 의료진이다. 따라서 의료인의 정보적, 심리적 지지는 심장이식 후 수혜자의 적응을 도와주는 중요한 자원이 될 수 있다.

Hathway, Winsett과 Peter(1987)도 신장이식 수혜자를 대상으로 한 연구에서 수혜자들이 이식에 대한 정보를 얻거나 이식의 결정에 영향을 미치는 것은 그들을 담당하는 의료진이나 간호사에게서 얻는 정보라고 하였다. 따라서 임상 현장에서 의사 및 간호사 그리고 장기 이식 코디네이터들은 상담이나 교육 시 신뢰감 형성이 중요하며 이들을 지지하고, 이해해 줄 수 있어야 한다. 즉, 조력자, 협력자, 상담자, 교육자, 연구자 등의 다양하고 포괄적인 활동을 포함해야 할 것이다.

한편 가족을 포함한 주위 사람들의 도움은 심장이식 후 삶의 질에 유의한 영향이 없는 것으로 나타났다. 하지만 이식 후 추후관리가 요구되는 만성적 상태에 있는 수혜자의 관리는 대부분 가정에서 이루어지고, 가족은 사회적 지지를 제공할 수 있는 가장 근원적인 일차집단이다. 또한 위기상황에 처한 개인은 무엇보다도 가족의 지지를 원하기 때문에 가족은 실제적인 역량을 부여해 줄 수 있다(Robert, 1976). 이렇듯 가족지지는 심장이식 후 수혜자들의 치료적 이행 행위에 있어 가장 의미 있는 영향을 미치고 나아가 이러한 가족지지는 우호적인 가족 관계를 통해 계속 지원 될 수 있는 비타산적인 자원임을 고려해야 한다. 따라서 심장이식 수혜자 가족을 대상으로 한 지지행위의 동기화와 개발을 위한 프로그램의 활성화가 이루어져야 할 것이다. 또한 심장이식 수혜자의 일차적인 사회적 지지 체계이며 위기로부터 벗어날 수 있도록 수혜자에게 어떤 힘을 줄 수 있는 가족은 심장이식 후 수혜자의 삶의 질을 증진시키기 위한 간호의 또 다른 중요 대상으로 간주될 필요가 있다.

본 연구에서 연령, 성별, 이식 전 유병 기간, 이식 후 경과 기간과 같은 일반적 변수들은 심장이식 후 삶의 질에 유의한 영향을 미치지 않는 것으로 나타났다.

선행 연구들을 보면 이러한 변수들이 심장이식 후 삶의 질에 영향을 미치지 않는다는 관점과(Fisher, Lake, Reutzel & Emery, 1995) 영향을 미친다는 입장(조현숙, 1987; 노유자, 1988; 이영선, 1997; 최동원, 1999)이 있어서 공통된 결과가 없는 상태이다. 이러한 변수들은 이식 후 삶의 질보다는 이식 후 생존율과 좀 더 밀접한 관계가 있어 생존율을 예측하는 변수로 작용하는 것으로(DeCampil, Luikart, Hunt & Stinson, 1995) 생각된다. 특히, 이식 전 대기 시간은 이식 후 삶의 질보다는 스트레스와 대처에 좀 더 영향을 미치는 것으로 보고 되고 있다(Jalowiec, Grady & White-Williams, 1994).

100

심장이식 후 스트레스는 Grady, Jaloweic과 White-Williams(1999)의 연구에서 보듯이 이식 후 1년이 되는 시기의 삶의 질을 41%를 설명한 가장 중요한 변수였으나 본 연구에서는 유의하지 않았다. 이는 Grady, Jaloweic과 White- Williams(1999)의 연구는 심장이식 후 1년이 되는 시기의 수혜자만을 대상으로 하였지만 본 연구에서는 심장이식 후 기간이 평균 3년 8개월로, 최단 6개월에서 최장 10년이 되는 수혜자를 대상으로 하여 이식 후 경과 기간이 길었기 때문이다. 따라서 이식 1년 후부터는 이식 후 초기에 가장 강력한 삶의 질 영향 요인인 신체적 요인이나 스트레스보다는 많은 연구에서 제시한 우울 등의 심리적 장애가 큰 영향력을 가진 것으로 보인다.

이상의 결과를 통해 심장이식 후 삶의 질에 영향을 미치는 가장 중요한 변수로 우울, 심리사회적 적응, 이식 후 구직 어려움, 자기효능감, 건강전문인과의 관계가 고려되어야 함을 확인할 수 있다. 그러나 이식 후 구직 어려움은 간호중재로 직접 변화시키기가 어려운 요인이므로 심장이식 후 삶의 질에 미치는 우울, 심리사회적 적응, 자기효능감, 건강전문인과의 관계를 이식 후 간호중재의 표적으로 삼아야 할 것이다.

심장이식은 신체적 기능 영역에서의 삶의 질을 분명하게 개선시키지만 이식 전부터 수혜자들이 가지고 있던 심리적 장애는 이식 후 신체적 기능이 향상된 후에도 여전히 남아서 전체적인 삶의 질을 저하시키는 요인으로 작용하고 있다(Zipfel, Lowe, Schneider,

Herzog & Bergmann, 1999). 따라서 심장이식 후 삶의 질을 향상시키기 위해서는 이식 전부터 수혜자들이 가지고 있는 심리적 문제에 대한 지지적이고 실제적인 치료와 간호중재가 수행되어야 하겠다.

이명선(1998)이 지적했듯이 간호사나 의료진들은 성공적인 이식으로 인하여 이식 전에 비해 신체적으로 월등히 나아졌다는 사실만을 주지시킬 것이 아니라 이식 후에 나타나는 여러 가지 심리적인 상태에 대한 사정과 함께 이에 대한 보다 효율적인 간호중재를 수립해야 할 것이다. 또한 간호사나 다른 의료진들은 이들의 어려움에 대한 공감과 함께 사회적, 정서적인 지지를 제공하여 이식 후 심리적 장애를 최소화하고 삶의 질은 최대화하도록 노력해야 할 것이다. 뿐만 아니라 심장이식 후 과정은 수혜자의 문제로 국한되지 않고 가족 전체와 만성 질환 간의 공통맥락으로 이해되어야 하며 이식 후 야기되는 문제의 해결과 사전 예방을 위한 적극적인 노력이 이루어져야 할 것이다.

이를 위해 본 연구에서 규명된 변수들을 중심으로 먼저 간호사 지각의 확장이 선행되어야 하고, 심장이식 후 삶의 질을 증진시키기 위한 방안으로 심장이식 후 삶의 질 예측 변수가 고려된 포괄적인 접근이 요구된다. 또한 심장이식 수혜자끼리의 자조집단을 구성하여 서로의 경험을 공유하도록 함으로써 단절감이나 소외감, 외로움 등을 해소하도록 하며, 효과적인 관리 및 대처 전략에 관한 정보 등도 교환하도록 하여 보다 효율적으로 자기 건강관리를 해나갈 수 있도록 도와주어야 할 것이다. 이외에 심장이식 수혜자 가족들이 서로의 경험을 공유하고 동류감과 결속력을 가질 수 있게 사회적 지지모임을 활성화하여 가족원의 부담감은 낮추고 심장이식 수혜자에 대한 가족들의 이해와 지지를 이끌어내도록 해야 할 것이다.

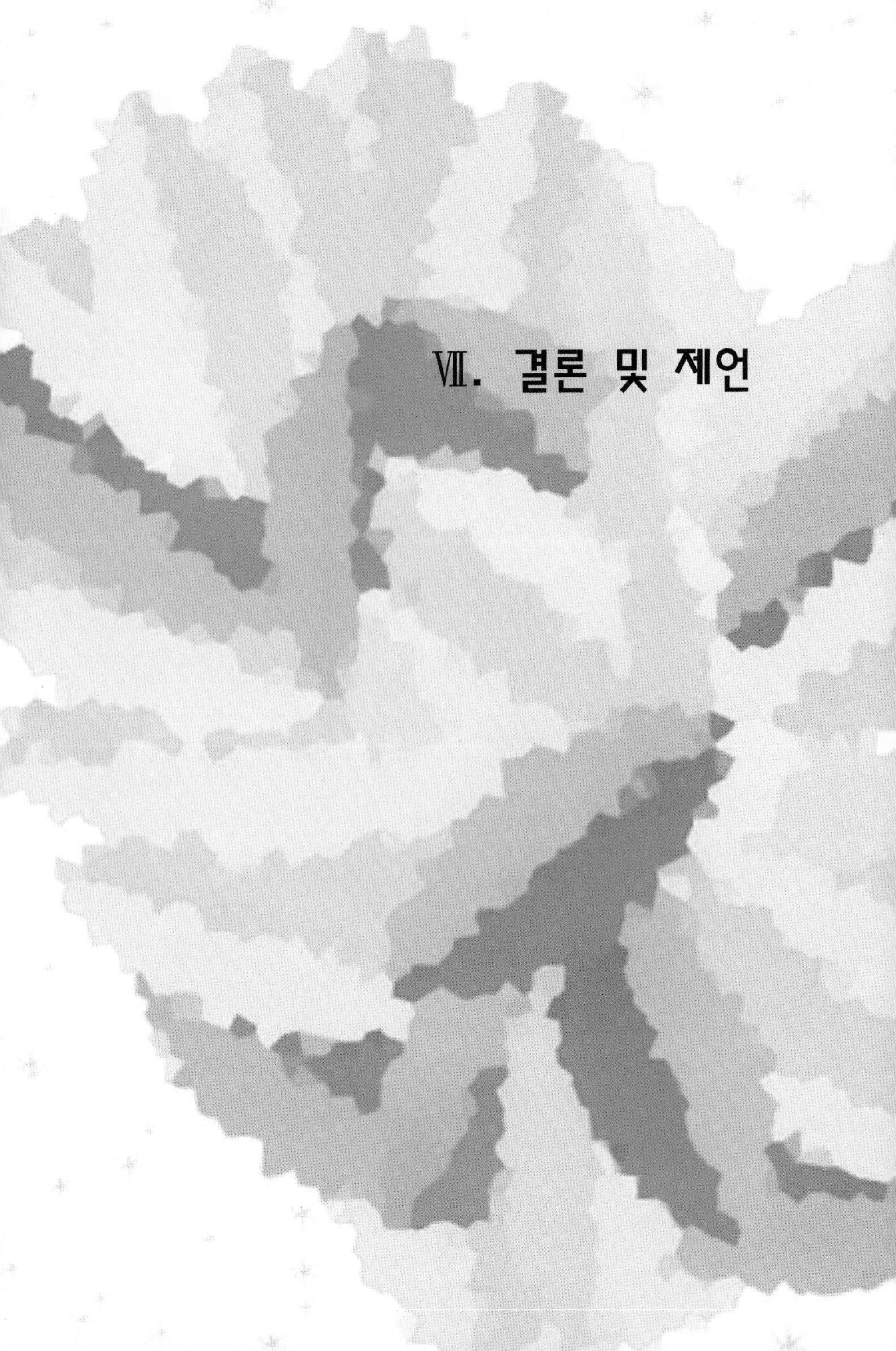
Ⅶ. 결론 및 제언

Ⅶ. 결론 및 제언

1950년대 이후부터 발달하기 시작한 장기 이식은 고도로 발달된 외과적 수술기법과 면역억제제가 발달하면서 이미 선진 각국에서는 말기 환자에게 추천되는 이상적인 치료 방법의 하나로 정착되어 있다. 특히 심장이식은 현재 전세계적으로 매년 2,500명에서 3,000명이 이식술을 받는 것으로 보고 되고 있고, 우리나라에서도 꾸준히 증가하고 있는 추세이다. 심장이식 수혜자는 이식 후에도 만성적인 질병에서 완전히 벗어나는 것이 아니라 추후 관리가 요구되는 삶을 유지하게 된다. 이러한 사실은 심장이식 수혜자와 같이 질병 이전의 건강 상태를 회복하는 것이 불가능한 경우 이식에 따른 삶의 제한을 받아들이고 이식 후 현재의 상태에 잘 대처할 수 있도록 수혜자의 의식을 확장함으로써 이식에 따른 스트레스를 감소시키고 궁극적으로는 삶의 질을 증진시켜 줄 수 있는 간호중재의 필요성이 절실히 요구된다.

이를 위해 본 연구에서는 심장이식 후 수혜자가 현재의 생활에 만족하면서 잘 적응하도록 하기 위해 삶의 질에 영향을 준다고 고려되는 요인, 즉 일반적 요인의 성별, 연령, 경제 형편, 직업 상태, 이식 후 구직 어려움, 이식 전 유병 기간, 이식 후 경과 기간과 심리적 요인의 스트레스, 대처, 자기효능감, 우울, 심리사회적 적응 그리고 사회적 요인의 건강전문인과의 관계, 주위 사람들의 도움을 선택하여 심장이식 후 삶의 질에 어느 정도 영향을 미치는 지 검증하였다.

본 연구는 서울 소재 3차 의료기관 두 곳에서 심장이식을 받고 6개월 이상 된 73명을 대상으로 해서 설문지 조사를 하였다.

수집된 자료는 SPSS Package로 분석하였다. 대상자의 일반 적인 특성은 실수와 백분율로 산출하였다. 심장이식 후 삶의 질 정도는 평균과 표준편차, 평균 평점을 구하였고 대상자의 일반적 특성에 따른 삶의 질 정도는 t-test, ANOVA로 알아보 았다. 삶의 질과 각 변수들과의 관계는 Pearson correlation coefficient를 구하여 알아보았고 심장이식 후 삶의 질에 영향 을 미치는 변수는 단계적 다중회귀분석으로 검증하였다.

본 연구결과는 다음과 같다.

1. 심장이식 후 삶의 질 평균 평점은 2.55점(최대 점수 4점)이 었고, 이식 후 삶의 질에 차이를 보인 일반적 특성은 경제 상태(F =3.36, p=0.025), 직업 상태(F=9.70, p=0.003), 이식 후 구직 어려움(F=16.82, p=0.000)이었다.

2. 심장이식 후 삶의 질과 경제 상태(r=0.319, p=0.011), 이식 후 구직 어려움(r=0.465, p=0.000), 자기효능감(r=0.712, p= 0.000), 대처(r=0.461, p=0.000), 건강전문인과의 관계(r= 0.330, p=0.008), 주위 사람들의 도움(r=0.266, p=0.035)은 순 상관관계를 나타냈고 직업 상태(r=-0.370, p=0.003), 스트레스(r

=-0.577, p=0.000), 우울(r=-0.815, p=0.000), 심리사회적 적응(r=-0.763, p=0.000)과는 역 상관관계로 나타났다.

3. 심장이식 후 삶의 질에 유의한 영향을 미치는 변수는 다음과 같다. 일반적 요인에서 이식 후 구직 어려움이 이식 후 삶의 질을 14.7% 설명하였고, 심리적 요인에서는 우울, 심리사회적 적응, 자기효능감이 이식 후 삶의 질을 각각 16.2%, 15.5%, 13.7% 설명하였다. 사회적 요인에서는 건강전문인과의 관계가 이식 후 삶의 질을 6.4%를 설명하였고 이러한 변수들은 심장이식 후 삶의 질을 총 72.7%를 설명하였다.

이상의 결과를 종합하여 다음과 같이 제언한다.

1. 심장이식은 이식 전부터 이식 후까지 일련의 과정이다. 따라서 이식 후 삶의 질에 대한 예측 요인은 횡단적인 자료 수집보다는 전향적인 자료 수집을 통해 이식 전·후의 시간적 추이에 따른 삶의 질과 예측 요인에 대한 연구가 필요하다.

2. 심장이식은 수혜자뿐 아니라 배우자를 포함한 가족에게도 커다란 생활 사건이 되며 가족들의 삶에도 지대한 영향을 미치므로 심장이식 수혜자 가족의 스트레스나 대처, 삶의 질에 대한 추후 연구가 필요하다.

3. 심장이식은 지속적인 추후 관리가 필요하므로 치료 이행은 곧 수혜자의 생존과 나아가 삶의 질과 연결될 수 있다. 따라서 우리나라에서의 심장이식 후 치료 불이행에 대한 확률과 원인 그리

고 그 예방책에 대해서 보다 자세한 연구가 필요하다.

4. 본 연구에서 제시한 변수 외에 심장이식 전 질병의 중증도, 이식 후 합병증, 지각된 건강 상태 등의 변수들을 추가하여 이식 후 삶의 질에 미치는 영향력을 확인하는 추후 연구가 필요하다.

참고문헌

권경남(1993). *계획된 정보적 간호지지가 경피적 관상동맥 확장성형술 환자의 스트레스와 통증감소에 미치는 효과*. 경북대학교 석사학위논문.

구미옥(1992). *당뇨병 환자의 자기간호행위와 대사조절에 대한 구조모형*. 서울대학교 박사학위논문.

구미옥(1994). 당뇨병 환자의 자기효능, 자기조절, 상황적 장애, 자기간호행위 간의 관계. *대한간호학회지*, *24*(4), 653-651.

김숙남(1998). *여성의 자궁절제술 후 삶의 질 구조모형*. 연세대학교 박사학위논문.

김옥수(1993). *혈액투석환자가 지각하는 사회적 지지와 삶의 질과의 관계연구*. 서울대학교 석사학위논문.

김윤정(2000). *자기효능감이 스트레스 대처방식에 미치는 영향*. 대구효성가톨릭대학교 석사학위논문.

김인자(1997). *류마티스 관절염 환자의 적응 예측모형-Roy와 Lazarus & Folkman 이론의 명제 합성-*. 서울대학교 박사학위논문.

김인희(1988). *투석환자의 삶의 질에 관한 조사연구*. 연세대학교 석사학위논문.

김재중, 송명근, 서동만, 이재원, 송재훈, 정상식, 강덕현, 홍명기,

송재관, 박성욱, 박승정, 이인철, 하희선, 손광현, 이종구(1995). Heart Transplanta- tion: 초기 성적 및 2년 생존. *대한순환기학회지, 2*, 34-38.

김정희(1987). *지각된 스트레스, 인지세트 및 대처방식의 영향에 대한 작용.* 서울대학교 박사학위논문.

김정희(1997). *스트레스와 평가 그리고 대처.* 서울: 대광문화사.

김현미(2001). *신장이식 수혜자의 스트레스와 삶의 질.* 충남대학교 석사학위논문.

김희순(1988). *정서·정보적 지지 모임이 만성 질환아 어머니의 스트레스에 미치는 영향.* 연세대학교 박사학위논문.

노유자(1988). *서울지역 중년기 성인의 삶의 질(Quality of Life)에 관한 분석 연구.* 연세대학교 박사학위논문.

노유자(1990). 중년기 만성질환자의 삶의 질에 관한 연구. *가톨릭 간호, 11*, 23-38.

대한이식학회 장기이식등록위원회(1999). 한국에서의 장기이식 현황보고. *대한이식학회지, 13*(2), 185-194.

박영희(1998). *혈액투석 환자의 삶의 질에 관한 연구.* 부산대학교 석사학위논문.

방활란(1991). *말기 신질환 환자의 삶의 질 측정도구 개발.* 서울대학교 석사학위논문.

박혜옥, 김상준, 김성권(1990). 신이식 후의 재활에 대한 조사. *신장간호, 제2집*, 35-44.

박혜자(1988). 투석유형에 따른 만성 신부전증 환자의 생리학적 변화 및 일상생활 적응도 비교. *가톨릭대학 의학부 논문집.* *41*(1), 461-473.

서미례(1997). *혈액투석 환자의 자기효능감과 환자 역할행위 이행, 삶의 질과의 관계.* 이화여자대학교 석사학위논문.

송명근, 서동만, 이재원, 김재중, 박성욱, 송재관, 송재훈, 조명원, 김계용, 심애원, 민원기, 이인철, 이종구, 손광현 (1993). 심장이식 1례 보고. *대한흉부외과학회지, 26,* 224-227.

오가실, 서미혜, 이선옥, 김정아, 오경옥, 정추자, 김희순(1994). Socail support의 한국적 의미. *대한간호학회지, 24*(2), 264-277.

오복자(1994). *위암환자의 건강증진행위와 삶의 질 예측모형.* 서울대학교 박사학위논문.

이영선(1997). *신장이식 환자의 수술 후 치료지시 이행과 삶의 질 정도.* 가톨릭대학교 석사학위논문.

이명선(1998). 신장이식술 후의 사회심리적 적응. *대한간호학회지, 28*(2), 291-302.

이명선(1999). 신장수혜자들의 수술 후 적응: 문제점과 대처전략. *성인간호학회지, 11*(4), 758-771.

이숙정(1993). *복막 투석 환자의 가족지지와 자기간호행위 및 삶의 질 간의 관계 연구.* 연세대학교 석사학위논문.

이은숙(1996). *심장수혜 경험에 대한 현상학적 연구.* 중앙대학교 석사학위논문.

이지수(1997). *신장이식환자의 사회적 지지, 스트레스, 자기효능감, 삶의 질과의 관계 연구*. 연세대학교 석사학위논문.

장미영(1996). *혈액투석환자의 자기효능감, 건강관련 강인성과 이행과의 관계*. 서울대학교 석사학위논문.

정추자(1992). *사회적 지지 모임이 뇌, 척수 손상환자를 돌보는 가족의 부담감과 삶의 질에 미치는 효과*. 연세대학교 박사학위논문.

조계화, 성기월(2000). 혈액투석 환자의 삶의 질에 미치는 예측변인 분석. *대한간호학회지, 30*(2), 413-423.

조윤수(1999). 신장이식수혜자의 스트레스와 삶의 질에 관한 연구. *성인간호학회지, 11*(2), 215-226.

조현숙(1987). *신장이식환자가 인지하는 가족지지와 질적인 삶과의 관계 연구*. 연세대학교 석사학위논문.

주은진(1999). *관상동맥질환자의 행동양상과 스트레스 대응양상에 관한 연구*. 부산대학교 석사학위논문.

최동원(1999). *신장이식 환자의 가족지지, 치료지시 이행 및 삶의 질*. 가톨릭대학교 석사학위논문.

하희선, 김정순(1996). 국내 주요 이식병원에서의 뇌사자 장기기증 현황 분석. *대한이식학회지, 10*(1), 163- 169.

한윤복, 노유자, 김남초, 김희승(1990). 중년기 암환자의 삶의 질에 관한 연구, *대한간호학회지, 20*(3), 399- 411.

Angermann, C. E., Bullinger, M., Spes, C. H., Zellner, M., Kemkes, B. M., & Theisen, K. (1992). Quality of life in long-term survivors of orthotopic heart transplantation. *Z Kardiol, 81*(8), 411-417.

Bandura, A. A. (1977). Self-efficacy: Toward a unifying theory of behavioral change. *Psychological Review, 84,* 191-215.

Bandura, A. A. (1982). Self-efficacy Mechanism in Human Agency. *Am Psychol, 37,* 122-147.

Baumann, L. J., Young, C. J., & Egan, J. J. (1992). Living with a heart transplant: long-term adjustment. *Transpl Int, 5*(1), 1-8.

Beck, A. T. (1967). *Depression: Care and treatment.* Philadelphia: University of Pennsylvania press.

Bennet, S. J. (1993). Relationships among selected antecedent variables and coping effectiveness in postmyocardial infarction patients. *Res Nurs Health, 16,* 131-139.

Bohachick, P., Anton, B. B., Wooldrige, P. J., Kormos, R. L., Armitage, J. M., Hardesty, R. L., & Griffith, B. P. (1992). Psychosocial outcome six months after heart transplant surgery: a preliminary report. *Res Nurs Health, 15*(3), 165-173.

Bonsel, G. J., Erdman, R. A., Mast, R. C., Balk, A. H., & Maas, P. J. (1990). Psychosocial aspects of heart transplantation ; 4-years experience. *Ned Tijdschr Geneeskd, 134*(5), 227-231.

Brennan, A. F., Davis, M. H., Buchholz, D. J., Kuhn, W. F., & Gray, L. A. Jr. (1987). Predictors of quality of life following cardiac transplantation. *Psychosomatics, 28*(11), 566-571.

Brown, S. A., & Hedges, L. V. (1994). Predicting metabolic control in diabetes: A pilot study using meta-analysis to estimate a linear model. *Nurs Res, 43*(6), 362-368.

Bunzel, B., Grundbock, A., Laczkovics, A., Holzinger, C., & Teufelsbauer, H. (1991). Quality of life after orthotopic heart transplantation. *J Heart Lung Transplant, 10*(3), 455-459.

Bunzel, B., Wollenek, G., & Grundbock, A. (1992a). Living with a donor heart: feelings and attitudes of patients toward the donor and the donor organ. *J Heart Lung Transplant, 11*(6), 1151-1155.

Bunzel, B., Wollenek, G., & Grundbock, A. (1992b). Psychosocial problems of donor heart recipients adversely affecting quality of life. *Qual*

Life Res, 1(5), 307-313.

Bunzel, B., & Wollenek, G. (1994). Heart trans- plantation: are there psychosocial predictors for clinical success of surgery. *J Thorac Cardiovasc Surg, 42*(2), 103-107.

Bunzel, B., & Laederach-Hofmann, K. (1999). Long- term effects of heart transplantation: the gap between physical performance and emo- tional well-being. *Scandinabian J Med, Dec; 31*(4), 214-222.

Buse, S. M., & Pieper, B. (1990). Impact of cardiac transplantation on the spouse's life. *Heart Lung, 19*(6), 641-648.

Caine, N., Sharples, L. D., English, T. H., & Wallwork, J. (1990). Prospective study comparing quality of life before and after heart trans- plantation. *Transplant Proc, 22*, 1437-1439.

Calmen, K. C. (1987). Definition and dimensions of quality of life. In N. K. Aron & J. Beck- mann(Eds). *The Quality of Life of Cancer Patients.* New York: Raven.

Cobb, S. (1976). Social support as a moderator of life stress psychosomatic. *Medicine, 38*(5), 300- 314.

DeCampil, W. M., Luikart, H., Hunt, S., & Stinson, E. B.
(1995). Characteristics of patients survi- ving
more than ten years after cardiac trans-
plantation. *J Thorac Cardiovasc Surg, 109*(6),
1103-1115.

Dew, M. A., Simmons, R. G., Roth, L. H., Schulberg, H.
C., Thompson, M. E., Armitage, J. M., &
Griffith, B. P. (1994). Psychosocial predictors
of vulnerability to distress in the year follo-
wing heart transplantation. *Psychol Med,
Nov;24*(4), 929-945.

Dew, M. A., Roth, L. H., Schulberg, H. C., Simmons, R.
G., Kormos, R. L., Trzepacz, P. T., & Griffith,
B. P. (1996). Prevalence and predictors of
depression and anxiety-related disorders dur-
ing the year after heart transplantation. *Gen
Hosp Psychiatry, 18*(6 Suppl), 48S-61S.

Dew, M. A., Kormos, R. L., Roth, L. H., Murali, S.,
DiMartini, A., & Griffith, B. P. (1999). Early
post-transplant medical compliance and mental
health predict physical morbidity and mortality
one to three years after heart transplantation.
J Heart Lung Transplant, 18(6), 549-562.

Dressler, D. K. (1991). Psychosocial effects of cardiac

transplantation. *J Intensive Care Med,* *6*(3), 126-134.

Duitsman, D. M., & Cychosz, C. M. (1994). Psy- chosocial similarities and differences among employed and unemployed heart transplant recipients. *J Heart Transplant,* *13*(1 Pt 1), 108-115.

Ferrans, C. E., & Power, M. J. (1985). Quality of life index: development and psychometric pro- perties. *Adv Nurs Sci,* *8*(1), 15-24.

Fisher, D. C., Lake, K. D., Reutzel, T. J., & Emery, R. W. (1995). Changes in health-related quality of life and depression in heart transplant reci- pients. *J Heart Lung Transplant,* *14*(2), 373- 381.

Flanagan, J. C. (1982). Measurement of quality of life: Current state of the art. *Arch Phys Med Rehabil,* *63*, 56-59.

Folkman, S., & Lazarus, R. S. (1980). An analysis of coping in a middle-aged community sample. *J Health Soc Behav,* *21*, 219-239.

Folkman, S., Lazarus, R. S., Gruen, R. J., & Delongis, A. (1986). Appraisal, coping, health status and psychological symptoms. *J Pers Soc Psychol,* *50*, 571-579.

Frazier, P., Davis-Ali, S., & Dahl, K. (1995). Correlates of noncompliance among renal transplant recipients. *Clin Transplant,* 550-557.

Freed, M. M. (1984). Quality of life: The physician's dilemma. *Arch Phys Med Rehabil, 65,* 109- 111.

George, L., & Bearon, L. (1980). *Quality of Life in Older Persons.* New York: Human Science Press.

Grady, K. L., Jalowiec, A., Grusk, B.B., White-Williams, C., & Robinson, J.A. (1992). Symptom distress in cardiac transplant candidates. *Heart Lung, 21*(5), 434-439.

Grady, K. L., Jalowiec, A., White-Williams, C., Pifarre, R., Kirklin, J. K., Bourge, R. C., & Costanzo, M. R. (1995). Predictors of quality of life in patients with advanced heart failure awaiting transplantation. *J Heart Lung Transplant, 14*(1), 2-10.

Grady, K. L., Jalowiec, A., & White-Williams, C. (1996). Improvement in quality of life in patients with heart failure who undergo trans- plantation. *J Heart Lung Transplant, 15*(8), 749-757.

Grady, K. L., Jalowiec, A., & White-Williams, C. (1998). Quality of life 6 months after heart transplantation compared with indicators of illness severity before trans- plantation. *Am J Crit Care, 7*(2), 106-116.

Grady, K. L., Jalowiec, A., & White-Williams, C. (1999). Predictors of quality of life in patients at one year after heart trans- plantation. *J Heart Lung Transplant, 18*(3), 202-210.

Guadiani, V. A., Stinson, E. B., & Alderman, E. (1981). Longitudinal survival and function after cardiac transplantation. *Ann Surg, 194,* 381-385.

Hathway, D. K., Winsett, R. P., & Peter, T. G. (1987). Psychosocial assessment of renal trans- plantation recipients. *Dial & Transplant, 16* (8), 442-444, 446.

Hershberger, R. E. (1997). Clinical outcomes, quality of life, and cost outcomes after cardiac trans- plantation. *Am J Med Sci, 314*(3), 129-138.

Jalowiec, A., Grady, K. L., & White-Williams, C. (1994). Stressors in patients awaiting a heart trans- plant. *Behav Med, 19*(4), 145-154.

Jalowiec, A., Grady, K. L., White-Williams, C., Fazekas, S., Laff, M., Davison-Bell, V., Kracht, E., & Willson, W. (1997). Symptom distress three months after heart trans- plantation. *J Heart*

Lung Transplant, *16*(6), 604-614.

Johanna, C. J. M., & Ferdinand, C. E. (1985). The Quality if Life of Cancer Patients: A Review of the Literature. *Soc Sci Med, 20*(8), 809-817.

Jones, B. M., Chang, V. P., Esmore, D., Spratt, P., Shanahan, M. X., Farnsworth, A. E., & Downs, K. (1988). Psychological adjustment after cardiac transplantation. *Med J Australia, 149,* 118-122.

Jones, B. M., Taylor, F. J., Wright, O. M., Harvison, A., McBride, M., Spratt, P. M., & Chang, V. P. (1990). Quality of life after heart transplantation in patients assigned to double or triple drug therapy. *J Heart Transplant, 9*(4). 392-396.

Jones, P. S., & Meleise, A. I. (1993). Health is empowerment. *Adv Nurs Sci, 1593,* 1-14.

Kaba, E., & Shanley, E. (1997). Identification of coping strategies used by heart transplant recipients. *Br J Nurs, 6*(15), 858-862.

Kaba, E., Thompson, D. R., & Burnard, P. (2000). Coping after heart transplantation: a descriptive study of heart transplant recipients' methods of coping. *J Adv Nurs, Oct;32*(4), 930-936.

LaRocco, J. M., House, J. S., & French, J. R. P. (1980). Social support, occupational stress and health. *J Health Soc Behav, 21,* 202- 218.

Lazarus, R. S., & Folkman, S. (1984). Coping and adaptation. In W, D. Gentry(Ed.), *The handbook of behavioral medicine.* New York: Guilford.

Lough, M. E., Lindsey, A. M., Shinn, J. A., & Stotts, N. A. (1985). Life satisfaction following heart transplatation. *J Heart Transplant, 4*(4), 446-449.

Lough, M. E., Lindsey, A. M., Shinn, J. A., & Stotts, N. A. (1987). Impact of symptom frequency and symptom distress on self-reported quality of life in heart transplant recipients. *Heart Lung, 16,* 193-200.

Mai, F. M. (1993). Psychiatric aspects of heart transplantation. *Br J Psychiatry, Sep, 163,* 285-292.

Manning, M. M., & Wright, T. L. (1983). Self- efficacy expectancies, outcome expectancies, and the persistence of pain control in childbirth. *J Pers Soc Psychol, 45,* 421-431.

McAleer, M. J., Copeland, J., Fuller, J., & Copeland, J. G. (1985). Psychological aspects of heart transplantation. *Heart Transplant, 4,* 232–233.

Molzahn, A. E., Burton, J. R., McCormick, P., Modry, D. L., Soetaert, P., & Taylor, P. (1997). Quality of life of candidates for and recipients of heart transplnats. *Can J Cardiol, 13*(2), 141–146.

Norbeck, J. S. (1981). Social support: A model for clinical research and application. *Adv Nurs Sci, 3*(4), 43–59.

Notova, P., Schreinerova, Z., Schramekova, E., Bass, K., & Fabian, L. (1997). Quality of life after heart transplantation–psychosocial aspects. *Bratisl Lek Listy, May;98*(5), 278–283.

Notova, P. (1998). Psychological aspects of heart transplantation. *Bratisl Lek Listy, 99*(12), 647–651.

Padilla, G. V., & Grant, M. (1985). Quality of Life as a Cancer Nursing Outcome Variable. *JAMA, 239*(22), 2343–2354.

Paris, W., Woodbury, A., Thompson, S., Levick, M., Nothegger, S., Hutkin–Slade, L., Arbuckle, P., & Cooper, D. K. (1992). Social rehabilitation and return to work after cardiac transplantation-a multicenter survey. *Trans-plantation, 53*(2), 433-438.

Penckofer, S. H., & Holm, K. (1984). Early appraisal of coronary revascularization on quality of life. *Nurs Res, 33*(2), 60-63.

Quantz, M. A., & Novick, R. J. (2000). Outcomes following cardiac transplantation. *Current Opinion in Organ Transplantation, 5,* 158-164.

Rauch, J. B., & Knee, K. K. (1989). Accepting the gift of life: heart transplantation recipients' post-operative adaptive tasks. *Social Work Health Care, 14,* 47-59.

Rickenbacher, P. R., Lewis, N. P., Valatine, H. A., Luikart, H., Stinson, E. B., Hunt, S. A. (1997). Heart transplantation in patients over 54 years of age: mortality, morbidity and quality of life. *Eur Heart J, 18,* 870-878.

Riedmayr, M. I., Tammen, A. R., Berhr, T. M., Witting, C., Bullinger, M., Reichart, B., & Anger-mann, C. E. (1998). Perspectives of patients with terminal renal failure: quality of life psychological adjustment before and in the first year after heart transplantation. *Z*

Kardiol, 87(10), 808-816.

Rogers, J. (1984). Life on the cutting edge. *Psychol Today, Octover,* 58-67.

Rogers, K. R. (1987). Nature of spousal supportive behaviors that influence heart transplant patient compliance. *J Heart Transplant, 6*(2), 90-95.

Rosenblum, D. S., Rosen, M. L., Pine, Z. M., Rosen, S. H., & Borg-Stein, J. (1993). Health status and quality of life following cardiac transplatation. *Arch Phys Med Rehabil, 74*(5), 490-493.

Shapiro, P. A., & Kornfeld, D. S. (1989). Psychiatric outcome of heart transplantation. *Gen Hosp Psychiatry, 11,* 352-357.

Shere, M., Maddux, J. E., Mercandante, B., Prentice-Dunn, S., & Jacobs, B. (1982). The Self-efficacy Scale: Constration and Va- lidation. *Psychol Rep, 51,* 663-671.

Smart, C. R., & Yates, J. W. (1987). Quality of life. *Cancer, 60*(3), 620-622.

Starnes, V. V., & Shumway, N. E. (1987). Heart transplantation-Stanford experience. *Clin Transpl,* 7-11.

Strauss, B., Thormann, T., Strenge, H., Biernath, E., Foerst, U.,

Stauch, C., Torp, U., Bernhard, A., & Speidel, H. (1992). Psychosocial, neuropsychological and neurological status in a sample of heart transplant redipients. *Qual Life Res, 1*(2), 119-128.

Sutton, T. D., & Murphy, S. P. (1989). Stressors and patterns of coping in renal transplant patients. *Nurs Res, 38,* 46-49.

Unger, D. C., & Powell, D. R. (1980). Supporting families under stress: the role of social networks. *Family Relations, 29,* 566-574.

Walden, J. A., Stevenson, L. W., Dracup, K., Wilmarth, J., Kobashigawa, J., & Moriguchi, J. (1989). Heart transplantation may not improve quality of life for patients with stable heart failure. *Heart Lung, 18*(5), 497-506.

Walden, J. A., Stevenson, L. W., Dracup, K., Hook, J. F., Moser, D. K., Hamilton, M., & Fonarow, G. C. (1994). Extended comparison of quality of life between stable heart failure patients and heart transplant recipients. *J Heart Transplant, 13*(6), 1109-1118.

Wallwork, J., & Caine, N. (1985). A comparison of the quality of life cardiac transplant patients and coronary artery bypass graft patients before and after surgery. *Quality Life Cardiovascular Care, 1,* 317-324, 331.

White, M. J., Starr, A. L., & Lewis, K. (1990). Stress, coping, & quality of life in adult kidney transplant recipients. *ANNA, Dec:17*(6), 421-426.

Young, K. J., & Longman, A. J. (1983). Quality of life and persons with melanoma: A pilot study. *Cancer Nursing, 6,* 219-225.

Zenati, M., Morelli, D., Fabbri, A., & Casarotto, D. (1988). Elements for an analysis of psychosocial indicators and psychological intervention in heart transplantation. *G Ital Cardiol, Jun; 18(6),* 479-484.

Zipfel, S., Lowe, B., Schneider, A., Herzog, W., & Bergmann, G. (1999). Quality of life, de- pression and coping behavior in patients awaiting heart transplantation. *Psycother Psychosom Med Psychol, Jun;49*(6), 187-194.

Zung, W. W. K. (1965). A Self-rating depression scale. *Arch Gen Psychiatry, 13,* 508-515.

부 록

사회적 지지, 자기효능감이 심장이식 후 대처에 미치는 영향

Ⅰ. 서 론

1. 연구의 필요성

최근 말기 심부전증이 급속히 증가하고 있고(보건복지통계연보, 1998) 이에 대한 치료방법으로 심장이식은 1967년 첫 수술이 이루어진 이후 지난 30년 동안 눈부신 발전을 거듭하여 지금은 말기 심장질환의 확립된 치료로 자리 잡게 되었다(Starnes & Shumway, 1987).

이에 따라 심장이식이 전세계적으로 증가하고 있지만 심장이식은 더 이상 기능하지 않는 장기를 대체한다는 단순한 문제가 아닌, 이식 전부터 이식 후까지 일련의 스트레스적인 과정이다.

이식과 관련된 스트레스에는 이식의 결정, 회복여부에 관한 불안 등에서부터 이식 후 합병증, 거부반응에 대한 두려움, 이식 및 추후비용, 직업으로의 복귀, 역할변화 등 다양하다(Bohachick et al., 1992). 이러한 스트레스로 인해 수혜자들은 이식 후 나름대로의 대처기전을 사용하게 되며 대처기전의 자원으로 사회적 지지와 자기효능감이 이용된다(Lazarus & Folkman, 1984). 자기효능감이 개인의 내적인 대처 자원의 핵심이라 할 수 있다면, 사회적 지지는 대인적 관계망에서 유래하는 간접적인 대처자원의 핵심요소라고 할 수 있다.

그동안 심장이식과 관련된 사회적 지지, 자기효능감, 대처양식을 다룬 국외의 여러 선행연구를 보면 이식 후 스트레스와 대처양식(Kaba & Shanley, 1997; Kaba, Thompson & Burnard, 2000), 삶의 질 영향요인으로서의 사회적 지지, 자기효능감(Grady, Jalowiec & White-Williams, 1999) 등 단편적인 관계만 설명하고 있다는 제한점을 가지고 있다. 특히 국내의 경우 심장이식과 관련된 연구가 상대적으로 적은 편이므로 지금까지의 부분적인 설명을 넘어 심장이식 수혜자가 지각하는 사회적 지지와 자기효능감이 이식 후 대처에 어떠한 영향을 미치는가에 관한 연구가 필요하리라 생각한다.

2. 연구목적

본 연구는 사회적 지지와 자기효능감이 심장이식 후 수혜자의 대처양식에 미치는 영향을 알아봄으로써 대처자원으로서 사회적

지지와 자기효능감이 가지는 의미를 파악하고 또한 대처양식과 관
련된 간호중재 개발을 위하여 시도되었다.

Ⅱ. 문헌고찰

1. 대 처

대처란 개인의 자원을 요구하거나 초과하는 것으로 평가되는
내·외적인 요구를 다루기 위한, 끊임없이 변화하는 인지 및 행동
적인 노력(Lazarus & Folkman, 1984)으로 고통을 일으키는 문제
를 다스리거나 변화시키는 방향으로 지향된 문제중심적 대처방식
과 그 문제에 대한 정서반응을 조절하는 쪽으로 지향된 정서중심
적 대처방식으로 나눌 수 있다(Folkman & Lazarus, 1980).

문제중심적 대처양식은 고통을 일으키는 문제를 다스리거나 변
화시키는 방향으로 지향된 대처를 말한다. 이것은 문제를 규정하
고, 대안적 해결책을 찾아 이득과 부담에 관해 저울질한 후 대안
들 중에서 선택하여 행동하는 것을 지향한다. 문제 해결뿐만 아니
라 문제중심적 전략들을 포함시키며, 주로 환경에 초점을 두는 객
관적인 분석 과정이라 할 수 있다(Lazarus & Folkman, 1984).
이 기능은 자신의 인생에 있어서 요구와 좌절을 불쾌하게 여기지
않고, 현실을 받아들인다. 그 요구와 좌절을 해결해야 할 문제로

생각하고 접근하면 우리가 경험하는 스트레스를 어느 정도 감소시킬 수 있으며, 생각에만 그치지 않고 행동으로 옮기게 된다. 문제중심적 대처양식은 소극적인 행동에서 적극적인 행동으로의 노력을 중요시한다(김정희, 1997).

이에 반하여 정서 중심적 대처양식은 그 문제에 대해 정서 반응을 조절하는 방향으로 지향된 대처를 말한다. 이것은 사건의 의미를 직접 변화시키지는 않고, 고통을 감소시키고자 하는 인지적 과정이다. 회피, 최소화, 거리두기, 부정적 사건에서 억지로 긍정적 가치 찾기, 긍정적 비교 등이 포함된다.

이 두 가지 대처양식에 대해 Lazarus와 Folkman(1984)은 문제가 통제 가능하다고 여겨질 때는 문제중심적 대처양식을 많이 사용하고, 통제가 불가능하다고 여겨질 때는 정서 중심적 대처양식을 많이 사용하는데, 이 둘의 관계는 서로 촉진적이기도 하고 방해 요인으로 작용할 수도 있다고 보았다.

Kaba와 Shanley(1997)가 심장이식 후 수혜자들의 대처기전을 조사한 결과 건강한 집단보다 부정적 평가를 2배 정도 자주 사용하고 정서적 대처를 많이 한다고 하였다. 이 연구 결과를 통해서 심장이식 후 수혜자는 신체적, 심리적, 사회적 스트레스에 직면하므로 효과적인 대처 전략이 필요하다고 하였다.

2. 사회적 지지

  사회적 지지는 스트레스 사건이나 삶의 질과 관련된 연구에서 스트레스의 충격을 감소, 완화시키는 사회심리적 변인으로 제시되고 있다. Cobb(1976)은 사회적 지지란 사랑받고 존중받고 가치 있는 존재로 느낄 수 있고 의사소통망과 상호책임의 지지망속에 속해 있다는 것을 믿게 해 주는 정보라고 하였다. 사회적 지지를 제공하는 원천은 배우자나 친척, 친구들과 같은 개인을 둘러싸고 있는 개별적 지지원과 의료전문가들이나 조직, 기관 등에서 주어지는 지지로 나누어 볼 수 있다(오가실 외, 1994).

(1) 건강전문인과의 관계

  심장이식 후 수혜자들은 추후 관리를 위해 지속적으로 병원을 방문하여 평생 건강전문인들과 관계를 지속하여야 하므로 건강전문인들의 영향은 상당히 중요하다.

  Unger와 Powell(1980)은 기능적으로 조직된 병원 사회에서는 의료진에 의한 지지가 많이 행해지기 때문에 의료진의 기능이 사회적 지지의 의미 있는 한 자원으로 평가되고, 가족 등의 비공식적인 관계에 의한 것보다 의료인 등의 공식적인 지지가 더 효과적이라고 하였다.

(2) 주위 사람들의 도움

또 다른 사회적 지지란 가족이나 친지와 같은 주위 사람들의 도움을 말한다.

심장이식 수혜자에게 가족은 스트레스에 대한 가장 주된 완충 역할을 하는 요소이며(Zenati, Morelli, Fabbri & Casarotto, 1988), 대부분의 연구에서 이행을 포함한 수혜자의 대처나 적응 상태와 매우 유의한 관계가 있는 것으로 보고 되었다(Bennett, 1993; Brown & Hedges, 1994).

3. 자기효능감

Bandura(1977)는 자기효능감을 개인이 어떤 결과를 산출하기 위해 요구되는 행동을 성공적으로 수행할 수 있다는 신념으로 보았으며, 사람들이 성공적으로 행할 수 있을 것이라고 기대를 하는 한, 특정 두려움을 극복할 수 있으므로 당면한 문제와 특정하게 관련된 자기효능감이 후속하는 행동(대처)에 결정적인 역할을 한다고 보았다. 뿐만 아니라 긍정적 자기효능감을 지닌 사람들은 실패와 도전에서 인내할 수 있는 능력을 갖추고 있으며, 역경 속에서도 잘 견뎌낼 수 있는 탄력성을 지니고 있다고 하였다. 그러므로 자기효능감 수준이 변화되면 행동도 변화할 가능성이 있는 것이다. 즉, 자기효능감은 특별한 상황에서 요구되는 행동을 자신이 성공적으로 달성할 수 있다는 개인의 신념으로 후속되는 행동과 높은 상관이 있음을 시사하며, 모든 행동변화는 자기효능감을 통해 중재된다고 보았다. 이에 대한 많은 연구가 이루어졌으며 실제 연구들에서 자기효능이 결과기대나 과거 경험들보다는 행동에 대한 강력한 예측인자임이 밝혀졌다(Shere, Maddux, Mercandante, Prentice-Dunn & Jacobs, 1982).

Ⅲ. 연구방법

1. 대 상

본 연구의 대상자는 서울 시내 1개 대학병원과 1개 종합병원에서 심장이식 수술 후 추후 관리를 받고 있는 수혜자 중에서 심장이식 후 6개월 이상 경과한 성인으로 면역억제제를 투여하고 있으며 내과적 합병증이 없는 사람 중에서 본 연구에 참여를 동의한 80명을 대상으로 하였다.

자료 수집은 2000년 11월 30일부터 2002년 3월 10일까지였으며 자료 수집을 위해 심장이식술이 시행되는 병원 담당의사의 동의를 구한 후 추후관리를 위해 심장내과 외래에 내원하는 대상자에게 직접 질문지를 배부하여 회수하는 방법과 우편질문지법을 이용한 자가보고 식으로 하였다. 두 가지 수집 방법 모두 불완전한 응답을 줄이기 위해 설문지 작성 후 문항을 확인하여 바로 응답을 구하거나 누락된 문항에 대해서는 전화로 응답을 구하였다.

2. 방 법

1) 연구 설계

본 연구는 심장이식 수혜자가 지각하는 사회적 지지, 자기효능감, 대처양식의 정도와 이들 변수 간의 관계를 확인하며, 사회적 지지, 자기효능감이 이식 후 대처양식에 미치는 영향을 규명하기 위한 서술적 관계 조사연구이다.

2) 연구 도구

(1) 사회적 지지

① 건강전문인과의 관계

건강전문인과의 관계는 관절염 환자를 대상으로 사용한 도구(김인자, 1997)에 기초하여 연구자가 수정하여 측정하였다. 원래 건강 전문인과의 협조적인 관계와 의사결정 기회 정도에 대한 지각의 8개 문항, 3점 척도였으나 유사한 항목을 제외하여 7개 문항, 3점 척도로 구성하였다. 도구의 신뢰도는 α=0.80이었다.

② 주위 사람들의 도움

심장이식 수혜자들이 주위 사람들로부터 받는 도움은 관절염 환자를 대상으로 사용한 도구(김인자, 1997)를 사용하였다. 이 도구는 가족이나 친지들에게 받는 정보적 지지, 도구적 지지, 정서적 지지로 구성되며 8개 문항, 3점 척도이다. 도구의 신뢰도는 α=0.83이었다.

(2) 자기효능감

심장이식 수혜자의 자기효능감은 신장이식 수혜자를 대상으로 사용한 도구(이지수, 1997)를 바탕으로 해서 연구자가 문헌 고찰을 통해 수정하여 구성하였다. 이 도구는 10개 문항, 4점 척도로 되어 있다. 본 연구에서는 구체적 자기효능과 일반적 자기효능을 구별하지 않고 사용하였으며 전체 도구의 신뢰도는 $\alpha=0.84$이었다.

(3) 대　처

심장이식 수혜자의 대처를 확인하기 위하여 Jalowiec Coping Scale(Jalowiec 등, 1986)를 주은진(1999)이 수정한 28개 문항을 사용하였다. 이 도구는 문제중심 대처 양식 14개 문항, 정서 중심 대처 양식 14개 문항으로 구성된다. 문제중심 대처양식의 14개 문항인 경우 '전혀 하지 않는다'를 1점에서 '항상 그렇다'를 5점으로 점수화 한 5점 척도이며, 정서 중심 대처양식의 14개 문항은 부정적 문항이어서 점수 계산 시 역산하였다. 도구의 신뢰도는 $\alpha=0.78$이었다.

3) 자료 분석

수집된 자료는 SPSS 10.0 Package로 분석하였다.

대상자의 일반적 특성과 질병관련 특성은 빈도와 %로 알아보았다.

대상자가 지각한 사회적 지지, 자기효능감과 대처방식 정도는 평균과 표준편차를 구하였고 각 변수들 간의 상관관계는 Pearson correlation coefficient를 구하여 알아보았다.

사회적 지지, 자기효능감이 이식 후 대처양식에 미치는 영향은
Stewise multiple regression을 실시하였다.

도구의 신뢰도는 Cronbach's α로 분석하였다.

Ⅳ. 연구결과

1. 대상자의 일반적인 특성 및 질병관련 특성

본 연구의 대상자는 남자 67명(83.8%), 여자 13명(16.3%)으로
총 80명이었다. 대상자의 평균연령은 42.9세였고 대다수(80.0%)
의 대상자가 기혼자로 나타났으며, 86.4%의 대상자가 고등학교
졸업 이상의 학력을 가지고 있었다. 68.8%의 대상자가 종교를 가
지고 있었고 경제상태는 70.0%가 중정도의 경제상태를 유지하고
있는 것으로 파악되었다. 직업상태는 있는 경우와 없는 경우가 각
각 50%였다(〈표 1〉).

대상자의 질병관련 특성을 보면, 이식 전 진단명은 대상자의 대
부분(88.8%)이 확장성 심근병증이었고 다음이 관상동맥질환이었
다. 이식 전 대기기간은 최저 6개월에서 최고 10년까지 분포하였
으며 평균 3년 7개월이었다. 이식 후 경과기간은 평균 3년 8개월
로, 1년 미만인 경우가 33.8%였고 7년 이상인 경우는 6.3%였다.
모든 대상자가 면역억제제를 투여하고 있었으며 3가지를 투여하는
경우가 70.0%로 가장 많았다(〈표 2〉).

<표 1> 대상자의 일반적 특성 (N=80)

변 수	항 목	빈 도	%
성별	남자	67	83.8
	여자	13	16.3
연령(42.9±11.8)	<20	4	5.0
	20-29	7	8.8
	30-39	18	22.5
	40-49	25	31.3
	50-59	19	23.8
	60-69	7	8.8
결혼상태	미혼	14	17.5
	기혼	64	80.0
	이혼/사별	2	2.5
교육정도	무학	1	1.3
	초등학교 졸업	2	2.5
	중학교 졸업	8	10.0
	고등학교 졸업	44	55.0
	대학재학/대학졸업	25	31.4
종교유무	있다	55	68.8
	없다	25	31.3
경제상태	상	6	7.5
	중	56	70.0
	하	18	22.5
직업유무	있다	40	50.0
	없다	40	50.0

<표 2> 대상자들의 질병관련 특성　　　　　　　　(N=80)

변　수	항　목	빈　도	%
진단명	확장성 심근병증	71	88.8
	관상동맥질환	4	5.0
	기타	5	6.3
이식 전 대기기간	<1	17	21.3
	1-3	29	36.3
	3-5	13	16.3
	5-7	9	11.3
	7	12	15.0
이식 후 경과기간	<1	7	8.8
	1-3	27	33.8
	3-5	27	33.8
	5-7	14	17.5
	7	5	6.3
면역억제제 수	2	21	26.3
	3	56	70.0
	4	3	3.8

2. 이식 후 사회적 지지, 자기효능감, 대처양식

대상자의 이식 후 사회적 지지, 자기효능감, 대처양식 정도는 〈표 3〉과 같다.

사회적 지지 중 건강전문인과의 관계는 평균 18.1점으로 이식 후 대상자들이 의료진에게서 받는 지지가 중정도 이상인 것으로 나타났다. 가족, 친지, 친구 등의 주변사람들로부터 받는 지지는 평균 17.8로 역시 보통 이상의 지지를 받는 것으로 나타났다.

이식 후 자기효능감 정도는 평균 30.9점이며 대상자들은 이식 후 높은 자기효능감을 가지고 있는 것으로 파악되었다.

대처양식 중 문제중심 대처양식 정도는 평균 43.7점이었고 정서중심 대처양식 정도는 평균 43.4점으로 이식 후 보통 이상으로 각각의 대처양식을 사용하고 있는 것으로 나타났다.

<표 3> 사회적 지지, 자기효능감, 대처양식 정도 (N=80)

	범 위	평 균	표준편차
사회적 지지			
건강전문인과의 관계	7-21	18.1	2.78
주변사람들로부터 받는 지지	8-24	17.8	3.60
자기효능감	10-40	30.9	5.27
대처			
문제중심	14-70	43.7	9.92
정서중심	14-70	43.4	7.03

3. 이식 후 대처와 연구변수와의 상관관계

〈표 4〉에서 나타난 결과와 같이 심장이식 후 문제중심 대처와 건강전문인과의 관계(r=.42, p=.000) 주위 사람들의 도움(r=.33, p=.003), 자기효능감(r=.34, p=.002)과는 유의한 양의 상관관계가, 정서중심 대처양식(r=-.25, p=.025)과는

음의 상관관계가 있었다.

이는 이식 후 의료진 등의 건강전문인과의 관계가 좋을수록, 가족, 친구 등의 주위 사람들의 지지를 많이 받을수록, 자기효능감이 높을수록 문제중심 대처를 많이 사용하는 것을 의미한다.

정서중심 대처양식과 문제중심 대처양식은 유의한 음의 상관관계를 나타냈다.

<표 4> 변수들 간의 상관관계　　　　　　　　　　(N=80)

변　　수	X1	X2	X3	X4	X5
사회적 지지					
건강전문인과의 관계(X1)	1.0	.39** (.000)	.58** (.000)	.50** (.000)	.06 (.626)
주변사람들로부터 받는 지지(X2)	.39** (.000)	1.0	.38** (.000)	.33** (.003)	.01 (.951)
자기효능감(X3)	.58 (.000)	.38 (.000)	1.0	.34 (.002)	.212 (.061)
대처					
문제중심(X4)	.42** (.000)	.33** (.003)	.34** (.002)	1.0	-.25* (.025)
정서중심(X5)	.06 (.626)	.01 (.951)	.21 (.061)	-.25* (.025)	1.00

* p<.05, ** p<.01

5. 사회적 지지, 자기효능감이 심장이식 후 대처양식에 미치는 영향

심장이식 후 사회적 지지, 자기효능감이 대처양식에 미치는 영향을 규명하기 위해 단계적 다중회귀분석을 이용하여 각 독립변수가 종속변수에 어떠한 영향력을 가지며 그 설명력이 어느 정도인지를 분석하였다.

분석 결과 심장이식 후 문제중심 대처양식에 유의한 영향을 미치는 변수는 건강전문인과의 관계였으며 이는 16.5%를 설명하였다(〈표 5〉).

또한 정서중심 대처양식에 유의한 영향을 미친 변수는 자기효능감이었으며 심장이식 후 정서중심 대처양식을 3.2% 설명하였다(〈표 6〉).

〈표 5〉 심장이식 후 문제중심 대처양식에 영향을 미치는 요인　(N=80)

변　수	Partial R	Standardized coefficinet	F	p
건강전문인과의 관계	.165	.419	16.609	.000*

* p<.05

<표 6> 심장이식 후 정서중심 대처양식에 영향을 미치
는 요인   (N=80)

변 수	Partial R	Standardized coefficinet	F	p
자기효능감	.032	.212	3.606	.061*

* $p<0.1$

V. 논 의

심장이식 후 사회적 지지, 자기효능감이 수혜자의 대처양식에
미치는 영향을 분석한 결과 사회적 지지 중 건강전문인과의 관계
가 문제중심 대처에, 자기효능감이 정서중심 대처양식에 영향을
미치는 것으로 나타났다.

심장이식 후 수혜자들은 기능하는 새로운 심장을 가지고 퇴원하
지만 심장이 거부반응 없이 기능을 할 수 있도록 면역억제 요법을
받으며 부작용이나 합병증이 생기지 않도록 일생동안 계속적인 정
기진료를 받아야 하므로 일반적인 수술로 인한 치유나 회복 차원
과는 다른 계속적인 추후관리를 요구받게 된다(Hershberger,
1997). 이러한 이유로 가족이나 친구 등 주위 사람들에게서 받는
지지보다 의료진 등의 건강전문인으로부터 받는 지지에 민감하며
이것은 이식 후 스트레스를 유발하는 문제를 적극적으로 다스리거
나 변화시키는 방향으로 지향된 문제중심 대처방식에 영향을 미치

는 것으로 보인다. 즉 심장이식 후 수혜자들이 의료진 등 건강전
문인에게서 받는 지지가 클수록 이식 후 다양한 스트레스에 대하
여 자신이 해결할 수 있고 통제가능하다고 여기기 때문에 적극적
의미의 문제정심 대처방식을 사용하게 되는 것이다.

이에 반하여 자기효능감은 수혜자의 정서중심 대처양식에 영향
을 미치는 것으로 나타났는데 자기효능감은 개인이 어떤 결과를
산출하기 위해 요구되는 행동을 성공적으로 수행할 수 있다는 신
념으로 사람들이 성공적으로 행할 수 있을 것이라고 기대를 하는
한, 특정 두려움을 극복할 수 있으므로 당면한 문제와 특정하게
관련된 자기효능감이 후속하는 대처에 결정적인 역할을 한다
(Bandura, 1977).

본 연구 결과 자기효능감이 소극적 의미의 정서중심 대처양식에
영향을 미치는 것은 본 연구대상자의 특성상 이식 후 경과기간이
평균 3년 8개월로 이식 후 초기단계의 수혜자들이 많은 관계로 미
래에 대한 불안과 합병증, 거부반응, 추후관리에 대한 두려움이
많은 시기로 자기효능감이 낮은 상태이고 이는 자신의 부정적인
감정을 감소하거나 달래기 위한 목적으로 정서중심 대처를 주로
시도한 것으로 보인다. 이러한 결과는 신장이식 수혜자를 대상으
로 하여 이식 후 적응에 관한 연구(이명선, 1999) 결과와 유사한
것으로 이명선은 신장이식 후 초기에는 수혜자들이 주로 정서중심
의 대처를 하고 이식 후 시간이 경과할수록 문제해결을 위한 시도
로 문제중심 대처를 주로 시도한다고 하였다.

이상의 결과를 통하여 심장이식 후 수혜자들은 신체적, 심리적, 사회적 스트레스에 직면하게 되고 이러한 스트레스원에 대하여 효과적인 대처전략이 필요하며 효과적인 대처자원으로 건강전문인의 적극적인 지지와 스스로 할 수 있다는 자기효능감을 높일 수 있는 중재가 개발되어야 할 것으로 보인다.

Ⅵ. 결론 및 제언

본 연구는 사회적 지지와 자기효능감이 심장이식 후 수혜자의 대처양식에 미치는 영향을 파악하고 이를 통해 효과적인 대처양식을 개발하기 위하여 시도되었다.

연구대상은 서울시내 대학병원 1곳과 종합병원 1곳에서 심장이식 후 6개월 이상 경과하였고 외래를 정기적으로 방문해 진찰을 받고 있는 성인 중 80명을 임의 표집 하였다.

연구기간은 2000년 11월부터 2002년 3월까지였다.

본 연구에서 사용된 사회적 지지 도구는 김인자의 도구(1997)를 연구자가 수정하여 사용하였고 자기효능감은 이지수(1997)가 개발한 도구를 바탕으로 연구자가 수정 구성하여 사용하였다. 또한 대처양식 도구는 Jalowiec Coping Scale를 주은진(1999)이 수정한 도구를 사용하였다.

수집된 자료는 SPSS 10.0 Package로 분석하였다.

대상자의 일반적 특성과 질병관련 특성은 빈도와 %로 알아보았다.

대상자가 지각한 사회적 지지, 자기효능감과 대처방식 정도는 평균과 표준편차를 구하였고 각 변수들 간의 상관관계는 Pearson correlation coefficient를 구하여 알아보았다.

사회적지지, 자기효능감이 이식 후 대처양식에 미치는 영향은 Stewise multiple regression을 실시하였다.

도구의 신뢰도는 Cronbach's α로 분석하였다.

연구결과는 다음과 같다.

1. 심장이식 후 수혜자의 사회적 지지 정도는 건강전문인과의 관계가 평균 18.1(SD=2.78)점, 주변사람들로부터 받는 지지는 17.8(SD=3.60)점이었다.

2. 심장이식 후 수혜자의 자기효능감 정도는 평균 30.9(SD=5.27)점이었다.

3. 심장이식 후 수혜자의 대처 정도는 문제중심 대처가 평균 43.7(SD=9.92)점, 정서중심 대처가 43.4(SD=7.03)점이었다.

4. 심장이식 후 문제중심 대처와 건강전문인과의 관계(r=.42, p=.000) 주위 사람들의 도움(r=.33, p=.003), 자기효능감(r=.34, p=.002)과는 유의한 양의 상관관계가, 정서중심 대처양식(r=-.25, p=.025)과는 음의 상관관계가 있었다.

5. 심장이식 후 문제중심 대처양식에 유의한 영향을 미치는 변

수는 건강전문인과의 관계로 16.5%를 설명하였고 정서중심 대처 양식에 유의한 영향을 미친 변수는 자기효능감으로 정서중심 대처 양식을 3.2% 설명하였다.

　이상의 결과를 바탕으로 다음과 같이 제언한다.

　심장이식 후 수혜자의 대처에 영향을 미치는 요인으로 나타난 사회적 지지, 자기효능감은 이식 전 대기기간, 이식 후 경과기간에 따라 민감하게 변화될 수 있으므로 사회적 지지와 자기효능감이 이식 전·후의 시간적 추이에 따라 수혜자의 대처양식에 미치는 영향에 관한 연구를 제언한다.

참고문헌

김인자(1997). 「류마티스 관절염 환자의 적응 예측모형-*Roy*와 *Lazarus & Folkman* 이론의 명제 합성-」. 서울대학교 박사학위논문.

김정희(1997). 「*스트레스와 평가 그리고 대처*」. 서울: 대광문화사.

보건복지통계연보(1998). 보건복지부.

오가실, 서미혜, 이선옥, 김정아, 오경옥, 정추자, 김희순(1994). Socail support의 한국적 의미. 「*대한간호학회지*」, *24*(2), 264-277.

이명선(1999). 신장수혜자들의 수술 후 적응: 문제점과 대처전략. 「*성인간호학회지*」, *11*(4), 758-771.

이지수(1997). 「*신장이식환자의 사회적 지지, 스트레스, 자기효능감, 삶의 질과의 관계 연구*」. 연세대학교 석사학위논문.

주은진(1999). 「*관상동맥질환자의 행동양상과 스트레스 대응양상에 관한 연구*」. 부산대학교 석사학위논문.

Bandura, A. A. (1977). Self-efficacy: Toward a unifying theory of behavioral change. *Psychological Review, 84,* 191-215.

Bennet, S. J. (1993). Relationships among selected antecedent variables and coping effectiveness in postmyocardial infarction patients. *Res Nurs Health, 16,* 131-139.

Bohachick, P., Anton, B. B., Wooldrige, P. J., Kormos, R.L., Armitage, J. M., Hardesty, R. L., & Griffith, B. P. (1992). Psychosocial outcome six months after heart transplant surgery: a preliminary report. *Res Nurs Health, 15*(3), 165-173.

Brown, S. A., & Hedges, L. V. (1994). Predicting metabolic control in diabetes: A pilot study using meta-analysis to estimate a linear model. *Nurs Res, 43*(6), 362-368.

Cobb, S. (1976). Social support as a moderator of life stress psychosomatic. Medicine, 38(5), 300- 314.

Folkman, S., & Lazarus, R. S. (1980). An analysis of coping in a middle-aged community sample. *J Health Soc Behav, 21,* 219-239.

Grady, K. L., Jalowiec, A., & White-Williams, C. (1999). Predictors of quality of life in patientsat one year after heart transplantation. *J Heart Lung Transplant, 18*(3), 202-210.

Hershberger, R. E. (1997). Clinical outcomes, quality of life, and cost outcomes after cardiac transplantation. *Am J Med Sci, 314*(3), 129-138.

Kaba, E., & Shanley, E. (1997). Identification of coping

strategies used by heart transplant recipients. *Br J Nurs, 6*(15), 858-862.

Kaba, E., Thompson, D. R., & Burnard, P. (2000). Coping after heart transplantation: a descriptive study of heart transplant recipients' methods of coping. *J Adv Nurs, Oct;32*(4), 930-936.

Lazarus, R. S., & Folkman, S. (1984). *Coping and adaptation. In W, D. Gentry(Ed.), The handbook of behavioral medicine.* New York: Guilford.

Shere, M., Maddux, J. E., Mercandante, B., Prentice-Dunn, S., & Jacobs, B. (1982). The Self-efficacy Scale: Constration and Validation. *Psychol Rep, 51,* 663-671.

Starnes, V. V., & Shumway, N. E. (1987). Heart transplantation-Stanford experience. *Clin Transpl,* 7-11.

Unger, D. C., & Powell, D. R. (1980). Supporting families under stress: the role of social networks. *Family Relations, 29,* 566-574.

Zenati, M., Morelli, D., Fabbri, A., & Casarotto, D. (1988). Elements for an analysisof psy- chosocial indicators and psychological in- tervention in heart transplantation. *G Ital Cardiol, Jun;18*(6), 479-484.

· 저 자 ·

김수진 (金秀珍)　· 약　력 ·

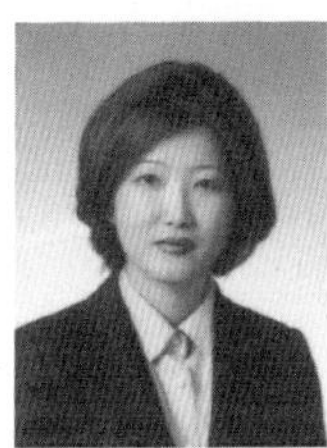

중앙대학교 간호학과 졸업
중앙대학교 대학원 간호학 석사
중앙대학교 대학원 간호학 박사
(현) 제주한라대학 간호과 조교수

· 저　서 ·

「간호중재분류체계(NIC)를 이용한 중환자 간호분류」
「만성질환자의 노인 배우자의 부담감」
「치매노인을 돌보는 가족원의 부양부담감과 가정간호요구도」
「국내 관상동맥질환 관련 간호학위 논문분석」
「심장이식 후 스트레스와 삶의 질과의 관계 연구」
「사회적 지지, 자기효능감이 심장이식 후 대처에 미치는 영향」
외 다수

본 도서는 한국학술정보(주)와 저작자 간에 전송권 및 출판권 계약이 체결된 도서로서, 당사와의 계약에 의해 이 도서를 구매한 도서관은 대학(동일 캠퍼스) 내에서 정당한 이용권자(재적학생 및 교직원)에게 전송할 수 있는 권리를 보유하게 됩니다. 그러나 다른 지역으로의 전송과 정당한 이용권자 이외의 이용은 금지되어 있습니다.

● 심장이식 후의 삶

· 초판 인쇄	2006년 6월 30일
· 초판 발행	2006년 6월 30일
· 지 은 이	김수진
· 펴 낸 이	채종준
· 펴 낸 곳	한국학술정보㈜
	경기도 파주시 교하읍 문발리 526-2
	파주출판문화정보산업단지
	전화　031) 908-3181(대표) · 팩스　031) 908-3189
	홈페이지　http://www.kstudy.com
	e-mail(e-Book사업부)　ebook@kstudy.com
· 등　　록	제일산-115호(2000. 6. 19)
· 가　　격	9,000원

ISBN　89-534-2798-3 93510 (Paper Book)
　　　　89-534-2799-1 98510 (e-Book)